Hervé Moizan

Qualité de vie en cancérologie des voies aéro-digestives supérieures

Hervé Moizan

Qualité de vie en cancérologie des voies aéro-digestives supérieures

Contributions d'un odontologiste

Presses Académiques Francophones

Impressum / Mentions légales
Bibliografische Information der Deutschen Nationalbibliothek: Die Deutsche Nationalbibliothek verzeichnet diese Publikation in der Deutschen Nationalbibliografie; detaillierte bibliografische Daten sind im Internet über http://dnb.d-nb.de abrufbar.

Information bibliographique publiée par la Deutsche Nationalbibliothek: La Deutsche Nationalbibliothek inscrit cette publication à la Deutsche Nationalbibliografie; des données bibliographiques détaillées sont disponibles sur internet à l'adresse http://dnb.d-nb.de.

Coverbild / Photo de couverture: www.ingimage.com

Verlag / Editeur:
Presses Académiques Francophones
ist ein Imprint der / est une marque déposée de
OmniScriptum GmbH & Co. KG
Heinrich-Böcking-Str. 6-8, 66121 Saarbrücken, Deutschland / Allemagne
Email: info@presses-academiques.com

Herstellung: siehe letzte Seite /
Impression: voir la dernière page
ISBN: 978-3-8416-2884-8

UNIVERSITE René DESCARTES PARIS 5
Faculté de Médecine René DESCARTES PARIS 5
- Site Necker -

THESE

Pour l'obtention du grade de
Docteur de l'Université de Paris 5

Discipline : *ETHIQUE MEDICALE ET BIOLOGIQUE*
Laboratoire Ethique Médicale et Médecine Légale (ED 262)
Directeur Pr Christian HERVE

Présentée et soutenue publiquement par
Hervé MOIZAN
Docteur en Chirurgie Dentaire
Odontologiste des Hôpitaux - Praticien Hospitalier

Le 14 Décembre 2005

Titre :

PROBLEMATIQUE ETHIQUE LIEE A L'UTILISATION DES QUESTIONNAIRES DE QUALITE DE VIE EN CANCEROLOGIE CLINIQUE DES VOIES AERO-DIGESTIVES SUPERIEURES : CONTRIBUTIONS D'UN ODONTOLOGISTE

JURY

- Monsieur le Professeur Christian HERVE — *Président*
- Monsieur le Professeur Simon SCHRAUB — *Directeur de thèse*
- Madame le Professeur Dominique DEVILLE de PERIERE — *Rapporteur*
- Monsieur le Professeur Bernard GIUMELLI — *Rapporteur*
- Monsieur le Professeur Bernard PELLAT — *Examinateur*

Remerciements :

A **Monsieur Le Professeur Christian Hervé**, Directeur du Laboratoire d'Ethique Médicale et de Médecine Légale de m'avoir accueilli au sein de ce laboratoire, véritable lieu d'éveil des consciences, de la pensée plurielle, dans une multidisciplinarité enrichissante. Veuillez trouver ici le témoignage de mon profond respect et de ma sincère admiration pour votre combat permanent sur tous les fronts quand le thème éthique apparaît.
C'est un grand honneur que vous me faites de présider ce jury.

A **Monsieur Le Professeur Simon Schraub**, Ancien Directeur de l'Institut Paul Strauss-Centre Régional de Lutte contre le Cancer à Strasbourg qui m'avez fait l'honneur d'être mon Directeur de thèse. Vous avez su me guider, me conseiller efficacement tout au long de ce travail. Dès notre première entrevue, vos propos ont été encourageants, stimulants, et il m'appartenait de ne pas vous décevoir.

A **Madame le Professeur et Président de l'Université de Montpellier I, Dominique DEVILLE De PERIERE** de m'avoir fait l'honneur de siéger dans ce jury en qualité de rapporteur. Puissiez-vous trouver ici le témoignage de ma gratitude, aussi profonde que mon regret de n'avoir pu vous démontrer quotidiennement mon attachement à la formation des étudiants en odontologie dans la discipline médecine et chirurgie buccale.

A **Monsieur le Professeur et Doyen Bernard Giumelli**, de l'U.F.R d'Odontologie de Nantes d'avoir accepté de porter un jugement expert sur ce travail en qualité de rapporteur. Soyez exigeant comme vous l'avez été lorsque je partageais avec vous des moments différents du fait de vos responsabilités successives en tant qu' Enseignant de Prothèse, Chef de service, Directeur de pôle, et Codirecteur de DEA.

A **Monsieur le Professeur et Doyen Bernard PELLAT**, de l'U.F.R d'Odontologie de Paris 5 qui avez accepté d'être examinateur de cette thèse. Votre présence m'honore et me ravi du fait de votre sensibilité aux problèmes éthiques en odontologie comme en témoigne votre participation antérieure en qualité de Président de Jury au sein de cette école doctorale.

A **Monsieur le Docteur Eric GERARD**, Praticien Hospitalier, Odontologiste des Hôpitaux Chef de service au C.H.R de Metz-Thionville. Ardent défenseur de la cause odontologique hospitalière, qu'il trouve ici un profond remerciement pour la confiance qu'il m'accorde quotidiennement et la compréhension dont il a fait preuve en me libérant du temps hospitalier pour achever ce travail.

A **Messieurs les Docteurs Bernard MONTINET, Pierre MOURET,** Praticiens Hospitaliers Chirurgiens ORL au CHR de Metz-Thionville pour leur esprit critique, leur ouverture d'esprit sur les problèmes éthiques, leur disponibilité et leur intime conviction de la nécessité d'une collaboration odontologiste-médecin spécialiste au delà de tous les clivages.

A tous les autres dont je ne peux citer les noms, Universitaires, Praticiens Hospitaliers, Patients, Amis et Anonymes qui ont contribué de près ou de loin à l'aboutissement de ce travail.

A **Régine**, mon épouse, pour son infaillible soutien, son implication matérielle et intellectuelle tout au long de mes travaux.

PROBLEMATIQUE ETHIQUE LIEE A L'UTILISATION DES
QUESTIONNAIRES DE QUALITE DE VIE EN CANCEROLOGIE CLINIQUE
DES V.A.D.S : CONTRIBUTIONS D'UN ODONTOLOGISTE.

PLAN

Reprendre l'autorité sur sa vie

« *Quels en soient la nature et le pronostic, le cancer reste encore de nos jours une découverte effrayante, synonyme d'un mal rongeant qui condamne, qui tombe comme un couperet sur la vie, isolant brutalement de la marche du monde. A partir de ce jour, on entre en maladie, d'examens en soins, de traitements en contrôles, un cycle contraignant, un chaos psychologique jalonné d'espoir et d'inquiétudes... Dans un premier temps, la maladie vous prend tout, pour une bonne raison : nous vivons dans un pays occidental où la science médicale est à la pointe des connaissances et accessible pour tous, un pays où le prix de la vie ne se mesure pas au prix que le malade peut accepter pour se soigner. Bonne nouvelle certes, mais comment vivre cette chance thérapeutique sans qu'elle ne se transforme en cauchemar, comment échapper à l'emprise paralysante d'un obsessionnel compte à rebours nourri aux statistiques, comment ne pas devenir l'objet passif d'une science en devenir ? De plus, malgré l'entourage médical et l'affection qu'on lui porte, le malade atteint d'un cancer est éminemment seul face à ses perspectives. Engagé dans une traversée au long cours, il va devoir naviguer entre les calmes et les turpitudes d'un mal imprévisible, car le vaisseau de la vie continue inéluctablement son chemin.*

Changer de cap peut-être, mais surtout ne pas lâcher la barre. Les figures imposées de l'existence sont autant d'occasions pour revisiter son contrat avec la vie. Banalisée par la routine, elle n'était jamais apparue si précieuse, éphémère et si fragile, le moment est venu de la choyer, de la reprendre en main. Reprendre l'autorité sur la vie c'est avant tout s'arracher au statut de cancéreux tissé autour de soi par l'entourage médical, professionnel et familial par égard, par compassion mais aussi par pudeur, par maladresse; le cancer est tabou. De cette irrévérence de nos cellules, sachons tirer la quintessence de la vie, cet essentiel que l'on néglige, que l'on abandonne trop souvent dans le courant ordinaire des jours, que l'on dilapide dans des luttes sans envergure.

Qui a été confronté à la fragilité de l'existence - pour des raisons de santé, familiales ou professionnelles- sait par expérience que dans toute situation, même d'apparence inextricable, il y a toujours matière à ouvrir une brèche dans son désespoir. La vie est un grand champ d'expériences, et qu'en explore-t-on ? Il suffit le plus souvent de s'imposer l'effort de mettre doucement en route un projet, une idée, une envie, un vieux rêve qu'on se réservait pour les jours où l'on aurait du temps. Et peu à peu, comme si elle attendait qu'on l'invite, la vie reprend ses droits, et comme par enchantement fait partie du chemin pour soi.

Non, il n'est pas nécessaire d'espérer pour entreprendre ».

Docteur Jean-Louis ETIENNE[1]

---

[1] Etienne JL. *Le cancer*. Préface. Bugat R, Cabarrot E, Carton M, *et al.* Toulouse : Privat, 2000, 8-9 (Les Classiques Santé)

« La vie est une pièce de théâtre : ce qui compte, ce n'est pas qu'elle dure longtemps, mais qu'elle soit bien jouée »
SENEQUE
Entretiens, Lettres à Lucilius

PREAMBULE : De la nécessité de réflexion éthique en odontologie à une thèse.

Définir l'éthique médicale est une tâche difficile. Bien des personnes avant nous s'y sont essayées. Notre essai de définition reste personnel. Dans notre spécialité qu'est l'odontologie, l'éthique médicale se résume à une évaluation des pratiques, un questionnement permanent sur notre activité, celle de nos confrères dans notre domaine de prédilection et rien d'autre. La pratique médicale aussi bien qu'odontologique montre que par une méthode heuristique, une réflexion critique, l'incertitude et le devoir d'évaluation doivent prévaloir. L'éthique n'est pas une nouvelle censure, un obstacle, ou un feu rouge mais bien une réflexion d'ordre critique sur les principes et les actions, et constitue une source d'évolution des valeurs et des critères de choix et de décision.

Ce cursus en éthique médicale long et exigeant (une année de D.E.A et quatre années de thèse) tourné vers l'évaluation des pratiques médicales impose une remise en question permanente dans nos différents domaines de spécialités et ce en toute multidisciplinarité. Ces années riches nous ont permis d'appréhender les difficultés que rencontrent nos confrères biologistes, pharmaciens et médecins dans le cadre de leurs pratiques médicales. Aujourd'hui l'odontologie revendique son autonomie et une place légitime dans le paysage médical français, elle ne peut se dispenser d'une réflexion éthique dans ses trois champs : activité clinique, recherche et enseignement universitaire.

• Dans le domaine de l'odontologie clinique, une pléthore de motifs peut justifier un questionnement éthique : la judiciarisation à outrance de certaines de nos activités (implantologie orale[2]), les difficultés à travailler selon les données acquises de la science du fait des discordances entre coût du matériel et honoraires non réévalués de certains actes, l'inégalité criante d'accès aux soins où la question de l'odontologie à deux vitesses est plus que jamais d'actualité, les enjeux industriels et lobbyings des fabricants avec subordination des praticiens…

La pratique quotidienne apporte son lot permanent de questionnement ; la recherche de solutions les moins mauvaises revient à exercer avec une certaine « éthique » dans une société

---

[2] Moizan H, Meningaud JP. Ethical issues in oral implantology. *Rev Odont Stomat*, 2003, 32:279-289

où il faut prendre en compte une donnée incontournable : le pluralisme des valeurs, c'est à dire une vision du bien fort différente selon les individus.

- La recherche clinique et fondamentale en odontologie doit elle aussi s'approprier une réflexion éthique. Depuis l'intégration de notre discipline au sein des services hospitaliers, la prise en compte des répercussions sur la santé publique des pathologies buccales et dentaires, l'odontologie est reconnue comme un acteur important de la santé. La recherche clinique et fondamentale est parfois autre chose qu'une quête de vérité : c'est une clef du pouvoir, une source d'argent, un piédestal tant les retombées et les bénéfices secondaires sont nombreux. Les problèmes éthiques occupent une dimension centrale de la démarche scientifique. L'impératif éthique s'impose à tous les chercheurs. La thématisation éthique par principes apparaît, aux Etats-Unis, en 1978, dans un texte fondamental, le *Rapport Belmont*[3], qui est l'exposé de synthèse de la Commission Nationale pour la protection des sujets humains dans la recherche biomédicale et comportementale. Ce rapport insiste sur un triple impératif : le respect des personnes (principe d'autonomie), la bienfaisance (principe de bienfaisance) et l'équité (principe de justice). Notre pratique clinique quotidienne est-elle validée scientifiquement ou de façon empirique ? Ne subissons-nous pas le charme et la pression des industriels pour réaliser aveuglément sans contrôle des essais thérapeutiques qui en fonction de critères subjectifs, vont créer des effets de mode ? La recherche clinique odontologique en France est peu développée, avec pour indicateur principal le nombre réduit de travaux publiés dans notre discipline. La recherche clinique demande à être soutenue et chaque service hospitalier d'odontologie devrait consacrer une partie de son activité à mettre au point et proposer des protocoles de recherche clinique pour évaluer les nouveaux produits disponibles et les nouvelles techniques. Prenons à titre d'exemple les dispositifs médicaux en odontologie qui regroupent des produits divers allant des dispositifs de préparation canalaire à rotation continue, en passant par les implants dentaires et les biomatériaux : longtemps parents pauvres des produits de santé malgré les apports cliniques majeurs apportés par certains d'entre eux. Ces dispositifs pouvaient jusque là être utilisés chez l'homme sans aucune évaluation clinique préalable. Depuis 1998 les produits sont soumis au marquage CE qui constitue une autorisation de mise sur le marché. La méthodologie des essais cliniques des dispositifs médicaux est très différente de celle des médicaments. L'insuffisance d'évaluation clinique des dispositifs médicaux s'explique par les notions de coût à la charge du promoteur. Autre écueil : la difficulté à élaborer et mettre en place un protocole, puis à recruter un nombre suffisant de patients permettant une randomisation et un suivi longitudinal. Le concours et la collaboration des praticiens de ville est souhaitable pour améliorer la puissance des essais et créer une dynamique nationale. Les nouveaux enjeux réglementaires de la recherche clinique doivent être respectés et connus de tous. Une formation poussée à ces principes et à ces règles devient importante pour s'assurer que leur intégration par les chercheurs est suffisante et que leur mise en application est bien perçue comme une valeur sociale incontournable.

• Pour ce qui est de l'enseignement de l'éthique médicale dans les facultés de chirurgie dentaire, les expériences sont encore rares et à leurs premiers balbutiements comme le souligne Hamel[4] dans ses travaux en collaboration avec le Laboratoire d'Ethique Médicale du Professeur Hervé. A l'heure où émerge la question d'un enseignement de l'Ethique dans le cursus des études odontologiques, notre travail de recherche centré sur la cancérologie clinique montre combien une analyse confiée à un expert de l'art dentaire est insuffisante. Pour dégager les enjeux éthiques d'une problématique, l'incorporation de praticiens d'horizons divers (médecine, pharmacie,...) est à privilégier. Ce débat doit être ouvert à des professionnels non médicaux (juristes, philosophes, paramédicaux). Promouvoir l'enseignement de l'éthique médicale au sein des études odontologiques est un projet qui nous anime[5]. L'avenir proche nous dira ses chances réelles de s'insérer dans notre cursus. Nous veillerons à ce que l'éthique ne soit pas que discursive, sans lien avec la pratique, l'expérience, les situations, les comportements des individus et les institutions. Nous militerons pour une éthique de responsabilité, contribuant à maintenir une intelligence critique à l'égard de nos pratiques dans le plus grand intérêt de nos patients.

Notre travail de DEA[6] a constitué une étape préliminaire à ce travail de thèse. Centré sur la prise en charge des patients atteints de cancer des voies aéro-digestives supérieures (V.A.D.S) il a permis de dégager deux points essentiels : l'un concernant la prise en charge multidisciplinaire et l'organisation des soins, l'autre la problématique de la qualité de vie des patients traités.

Personnellement, la poursuite de notre formation après le D.E.A a permis, tout en exerçant quotidiennement notre métier d'Odontologiste des Hôpitaux, de réfléchir, de trouver matière à

---

[3] The National Commission for the Protection of Human Subject of biomedical and behavioral research, *The Belmont Report*, 1978, trad. *In:*Cahiers de bioéthique, Québec : Pr. Un. de Laval, 1982, 4, 233-250
[4] Hamel O. *Réflexion éthique universitaire en odontologie : évaluation et proposition.* Mémoire de D.E.A., Université René Descartes Paris 5, 2004
[5] Moizan H. Ethique et odontologie. *Information Dentaire* 2004, 20:1300-1302
[6] Moizan H. *Comité de cancérologie des VADS : Place de l'odontologiste.* Mémoire de D.E.A., Université René Descartes Paris 5, 2001

s'interroger sur ce qui est bien, ce qui est mal, puisque l'éthique est une science ayant pour objet le jugement d'appréciation non pas d'une idée ou d'une chose mais de sa valeur. Cette éthique suppose une sagesse **dans** et **de** l'action.

La face est un miroir de l'âme et du corps. La religion, les arts plastiques et la Médecine y voient traduits ou appréhendés les desseins, les secrets des dieux, les émotions et les aspirations humaines tout autant que la souffrance des hommes. La cavité buccale - sphère orale - joue un rôle dans les différentes manifestations de la communication humaine et se trouve à l'important carrefour aéro-digestif, domaine au confluent de plusieurs disciplines. Il y a plusieurs années déjà que l'idée de nous lancer dans la rédaction d'une thèse sur la qualité de vie (QDV) nous est venue. Si dès le début la complexité, l'importance du projet furent clairement pressenties, ce n'est qu'au fil des mois, des années même, que se révéla l'ampleur réelle du labeur, que la tâche rédactionnelle devint très accaparante, et à bien des égards difficile à mener à son terme face aux différentes activités (hospitalières, enseignement) et au désir de sauvegarder un minimum de vie familiale. Des sentiments d'exaltation intense ont accompagné la réalisation complète de ce travail, des périodes de découragement ont également maintes fois jalonné ce long chemin plein de doutes, de difficultés, d'embûches. Il a néanmoins vu le jour, même si l'on ne peut pas parler d'achèvement dans le domaine de l'éthique.

Confronté quotidiennement à la situation de malades adressés par divers services hospitaliers (Orl, maxillo-facial, oncologie, hématologie, radiothérapie) afin d'effectuer - comme il est courant de l'entendre - des « remises en état de la cavité buccale en un minimum de temps », plus prosaïquement : des avulsions dentaires multiples de dents « douteuses », infectées, fracturées et même saines mais situées dans le champ d'irradiation, nous nous sommes à plusieurs reprises interrogés sur la pertinence de ces traitements parfois mutilants.

J'ai souvenir d'un patient de 50 ans, gastrectomisé, atteint d'une néoplasie des V.A.D.S très évoluée portant sur le visage un pansement américain masquant tant bien que mal l'extension exobuccale de sa tumeur . A l'issue de l'examen clinique, je lui demandai s'il ressentait des douleurs dentaires et s'il souhaitait que l'on procède aux avulsions des dents délabrées en prévision de radiothérapie: il me répondit par la négative. Respectant son choix, je le laissai regagner sa chambre. Peu après, le confrère m'ayant adressé ce patient m'interpella en insistant sur le fait que les extractions dentaires étaient impératives avant la radiothérapie imminente. Je lui répondis que bien qu'informé, le patient refusait les actes dentaires. Quelques jours après j'appris le décès du patient avant le début du traitement radiothérapique.

La casuistique riche fait émerger la question suivante : en oncologie faut-il dispenser au malade des soins allant à l'encontre de sa QDV, dès lors que les taux de succès sont médiocres ? Il arrive en effet que la médecine se trouve prise à un piège lorsque, voulant soigner, elle provoque des souffrances plus importantes que celles qu'elle désire combattre, oubliant ainsi ses finalités. Niant alors les limites de son efficacité, elle valorise une attitude de fuite en avant, ou, croyant faire face aux difficultés rencontrées elle laisse s'installer une attitude d'oubli de cette souffrance.

Un concours d'idées, ouvert aux patients et aux professionnels de santé, organisé en 2002 dans le cadre du programme de planification sanitaire qualitative et soutenu par la ligue genevoise de lutte contre le cancer, avait pour objectif de réunir toutes les suggestions en vue d'améliorer la qualité de vie des patients traités pour une tumeur de la sphère ORL[7]. Un jury composé de médecins, d'infirmières, de psychologues et de patients était chargé d'opérer un classement des propositions dûment anonymisées. L'objectif de ce concours était de réunir des idées de nature à conduire à une amélioration de la QDV des patients traités. Les problèmes d'ordre somatique, avec notamment la difficulté de s'alimenter, était l'une des doléances les plus fréquemment évoquées, ainsi que les mesures d'ordre psychologique - comme l'assistance psychologique du patient et de ses proches - de même que l'information délivrée par les médecins et le langage ambigu des effets indésirables. Seules les propositions émanant des malades reflétaient réellement un vécu, celles émanant des professionnels traduisaient un désir d'aide, d'accompagnement. De plus, l'idée de QDV est apparue comme étant personnelle et donc très subjective.

Notre projet initial était de développer une propre échelle de QDV prenant véritablement en compte les aspects bucco-dentaires de ces malades. Jusque dans les années 1990 très peu d'instruments spécifiques existaient. L'élaboration d'un tel outil de mesure de la QDV liée à la santé dans ce domaine de la cancérologie des V.A.D.S correspondait à une attente des professionnels de la sphère buccale. La mise au point de questionnaire spécifique aujourd'hui bien codifié au niveau de l'ensemble des étapes, nécessite des compétences pluridisciplinaires (experts : cliniciens, méthodologistes, épidémiologistes,…) et requiert une méthodologie rigoureuse. Par ailleurs la contribution des patients à tous les stades d'élaboration du questionnaire pour témoigner, tester, valider et répondre impliquait une disponibilité complète de plusieurs années et ce à temps plein, donc incompatible avec un travail de thèse limité dans le temps. Ce projet aurait abouti à un questionnaire spécifique portant le nom du ou des concepteurs et même s'il était novateur, quels auraient été les utilisateurs de cet outil spécifique ? Quotidiennement, nous sommes confrontés à des patients n'ayant pas bénéficié d'un examen bucco-dentaire avant une chimiothérapie aplasiante, ou avant radiothérapie pour

---

[7] Raymond L, Dumont P, Estève F *et Al.*. Comment améliorer la qualité de vie des patients atteints d'un cancer ORL : résultats d'un concours d'idées. *Med Hyg*, 2002, 60:1935-1938

le traitement d'une néoplasie des V.A.D.S. La corporation des odontologistes hospitaliers est numériquement réduite. De plus, lors de l'annonce du diagnostic de cancer, les problèmes bucco-dentaires n'occupent généralement pas le devant de la scène, le patient est rapidement pris dans le tourbillon du bilan d'extension, du traitement chirurgical, de la radiothérapie et des cures successives de chimiothérapie.

Il nous a semblé de ce fait beaucoup plus pertinent de soulever les problèmes éthiques résultant de l'utilisation de questionnaires d'évaluation de QDV en cancérologie clinique par les praticiens soucieux de la QDV de vie des patients. Les questionnaires de QDV ont une utilisation limitée aujourd'hui aux protocoles de recherche dans le cadre d'essais cliniques randomisés (ECR). Des médecins cliniciens attentifs à la QDV de leurs patients avant une intervention chirurgicale, une chimiothérapie agressive, une radiothérapie conséquente pourraient s'aider de tels questionnaires validés en langue française. Mais s'est-on interrogé sur la validité de tels outils en médecine clinique ? Comment choisir un questionnaire adapté ? Ces questionnaires sont-ils bien acceptés par les patients ? Explorent-ils réellement la QDV des patients ? Autant de questions et surtout toute une problématique que nous avons souhaité étudier au cours de ce travail de thèse car la question de la QDV revient avec plus d'acuité de colloques en congrès, de séminaires en formations. Au cours de la première partie de ce travail, nous nous interrogeons, à partir d'une revue de littérature sur cette fameuse qualité de vie tant sur le plan du concept, que des outils à la disposition des professionnels de santé pour l'évaluer. La seconde partie se décompose en trois études successives. La première en direction des odontologistes hospitaliers a pour objectif de structurer une approche du concept de QDV en cancérologie cervico-faciale.

La seconde a consisté à questionner les structures existantes en matière d'éthique médicale à savoir les comités consultatifs des personnes participant à la recherche biomédicale (C.C.P.P.R.B) devenus les comités de protection des personnes (C.P.P) et les comités d'éthiques hospitaliers afin que celles-ci nous éclairent sur l'utilisation possible des questionnaires de QDV en cancérologie clinique.

Notre troisième approche méthodologique est orientée vers les patients. Toutes les études de QDV concluent à un impact négatif sur toutes les dimensions de la QDV à la suite d'interventions chirurgicales mutilantes en cancérologie cervico-faciale (maxillectomie, laryngectomie). Si des symptômes intenses surviennent préférentiellement la première année après le traitement, il existe ensuite une récupération lente les années suivantes. Paradoxalement, même avec des symptômes intenses, le retentissement sur la QDV n'est pas toujours systématique. Nous percevons immédiatement les difficultés et complexités d'utilisation des instruments de QDV en clinique. Il persiste en effet une zone d'ombre à explorer, la QDV comme critère de choix de l'indication thérapeutique initiale, ou pour orienter une stratégie de soutien et de réhabilitation post-thérapeutique. La QDV - et ses déterminants - est une notion encore largement méconnue. Nous avons interrogé les malades sur leur propre QDV, leurs attentes sur l'utilisation éventuelle des questionnaires de QDV validés. L'exploration du concept de QDV par ces outils est-elle exhaustive, et surtout soulève t-elle des problèmes éthiques ? Peu de données existent sur la pertinence de ces outils spécifiques de la QDV ainsi que sur l'aspect intrusif pressenti des évaluations en cancérologie clinique. Enfin au terme de ces travaux, notre contribution doit apporter des éléments de réponse à la problématique suivante : « Evaluation de la QDV en cancérologie clinique face à une évolution inéluctable, comment privilégier le raisonnable ».

1 - Le cancer : un mythe à combattre

Le cancer est aujourd'hui la seconde cause de mortalité de la population française après les maladies cardiovasculaires. Cette pathologie touche des sujets plus jeunes que les affections cardiovasculaires et constitue la 1ère cause de mortalité entre 30 et 65 ans.

Environ 200 000 nouveaux cas sont diagnostiqués annuellement, 700 000 personnes par an sont en cours de traitement et environ 400 décès par jour en France sont imputables à cette maladie. L'homme se sait mortel, il a peur de la mort, rêve encore et toujours d'immortalité, et cristallise son angoisse sur cette maladie devenue symbole de sa peur.

Le cancer provoque aujourd'hui une mobilisation tant de la communauté scientifique que des hommes politiques : le président Américain Richard Nixon déclarait officiellement la guerre au cancer en 1971, date anniversaire de l'indépendance des Etats-Unis d'Amérique. Le président Français Jacques Chirac et le directeur général de L'UNESCO ont signé le 4 Février 2000 une Charte dans le cadre du sommet mondial contre le cancer, visant à faire de la lutte contre ce fléau une priorité internationale. Le cancer est toujours au centre des campagnes politiques en France pour de multiples raisons : dotations en équipement variables selon les régions, inégalités dans la prise en charge des patients, dépistage à plusieurs vitesses, inefficacité de la prévention, et même pénurie de spécialistes cancérologues dans un avenir très proche. Dans l'esprit populaire, le mythe du cancer est toujours présent : il est assimilé à une maladie maudite, à une punition divine, un signe du destin…

Le cancer n'est pas seulement une maladie c'est aussi un être vivant. Les anciens au Moyen Age en étaient convaincus puisqu'ils plaçaient de la viande à l'endroit du cancer espérant que le cancer allait dévorer cette pitance plutôt que le malade. Maladie terrifiante car elle ronge celui qu'elle a pris : « maladie qui vient dans les chairs et qui les mange petit à petit comme une espèce de gangrène » écrit en 1684 dans son dictionnaire universel Furetière[8].

Maladie à début sournois, évoluant à bas bruit pendant plusieurs mois ou années sans aucune symptomatologie, pour laquelle la douleur ne joue plus son rôle de sonnette d'alarme puisque lorsqu'elle se manifeste, il est souvent trop tard !

La maladie trouve une place considérable dans le registre du Sacré : Catherine de Sienne affiche son héroïsme charitable en recueillant dans un bol le pus du sein d'une cancéreuse et en le buvant comme le sang du Christ. Le baiser du chancre cancéreux remplace le baiser au lépreux, le sein ulcéré par le cancer rappelle les plaies du Christ sur la croix. En 1742 le

---

[8] Furetière A. *Grand Dictionnaire Universel (1690)*. Paris

chanoine Godinot fonde à Reims un hôpital pour cancéreux car l'hôpital général refuse de les accueillir par peur de la contagion. Le discours de la médecine de l'époque sur le cancer était centré sur l'incurabilité du mal et le désespoir. Le patient relève de soins palliatifs, et de ce fait ne présente pas d'intérêt sur le plan médical. La prise en charge du patient est réduite au strict minimum dans ce qui en 1890 est appelé de façon évocatrice un dépôt de l'Assistance publique. Au XIX ème siècle les pavillons des cancéreux fleurissent dans les hôpitaux : il faut à l'époque isoler ces malades cancéreux sous l'emprise d'une crainte de contagiosité. Dans les années 1910, l'apparition des moyens de traitement modifie les choses. Le cancer devient un champ d'investigation pour les médecins, où l'on peut se faire un nom. De même il ne se passe pas une semaine sans que les média relatent avec optimisme les avancées et progrès scientifiques dans la recherche en oncologie. Le cancer est une maladie qui fait couler beaucoup d'encre. La bibliographie est pléthorique avec des titres évocateurs, symboliques : l'épreuve du cancer de Lebeer[9], le cancer apprivoisé de Renard[10], le destin du cancer d'Israel[11], les cellules folles de Darmon [12], la 2ème cellule d'Escande[13], les trahisons de l'ADN de Thibault[14]... De tous temps, les journaux relatent la fin d'hommes illustres comme le Général Grant, vainqueur de la guerre de sécession, très respecté aux Etats Unis, mort à New York en 1885 d'un cancer de la bouche. Tout le monde suit l'évolution de sa maladie ; l'impuissance des médecins éclate au grand jour. Sentiments de peur et de fatalité sont tels que la vérité est cachée jusqu' à sa mort. Dans certains cas la maladie constitue un secret d'Etat : en 1893, Cleveland, Président des Etats Unis est opéré d'un cancer des maxillaires dans le secret le plus absolu. Ce n'est qu'en 1917 soit 10 ans après sa mort que la vérité est révélée. L'Internet met à la disposition des internautes un site en accès libre : The Cancer Genome Anatomy Projet sur la recherche en matière de cancer à l'initiative du vice-président américain Al Gore à partir de l'année 1997. Ainsi chacun peut suivre en temps réel les progrès réalisés en ce domaine. Que l'on soit cancérologue, physicien, ou tout simplement intéressé par le sujet, l'information donnée sur le site ouvre à tous les portes du savoir et de la réflexion. Il existe déjà environ 671 000 sites consacrés au seul sujet du cancer ! Quelle maladie peut aujourd'hui prétendre à autant de médiatisation ?

---

[9] Lebeer G. *L'épreuve du cancer*. Bruxelles : éd. Université de Bruxelles, 1998
[10] Renard L. *Le cancer apprivoisé*. Bruxelles : éd. Vivez soleil, 1990
[11] Israel L. *Le destin du cancer*. Paris : Fayard, 1997
[12] Darmon P. *Les cellules folles*. Paris : Plon, 1993
[13] Escande JP. *La 2ème cellule*. Paris : Grasset, 1997
[14] Thibault O. *Les trahisons de l'ADN*. Montréal : éd Lux, collection « Les lettres libres », 1986

Dans son ouvrage, Naissance d'un fléau, Pinell[15] écrit « cette maladie cristallise sur elle des préoccupations sociales relatives à la modernisation des sociétés occidentales, dont un des enjeux majeurs est la redéfinition de la place de la médecine dans le champ du pouvoir ».

Le cancer incarne par excellence le dysfonctionnement social. Le registre métaphorique est très important, on parle du cancer du chômage, de l'inflation, de la surproduction. Zorn[16] dans son manuscrit qui fut publié et traduit en Français sous le titre « Mars » exprime sa souffrance au cours de son cancer en écrivant « *Vu sous l'angle sociologique, je suis la cellule cancéreuse de ma société ...je suis le déclin de l'Occident* ».

Il y a urgence à métamorphoser l'information sur le cancer véhiculée par les média. Le cancéreux est guérissable, il ne doit pas être rejeté. Jusqu'en 1985 encore, le cancer reste synonyme d'isolement, de coupure physique par le scalpel du chirurgien, et psychique lorsque suivent divorce, fuite des amis, perte de l'emploi...

Le cancer est un mot qui vient du latin *cancer, cancri* signifiant le cancre, le chancre, le crabe, et du grec *karkinos* désignant également le crabe, le chancre mais aussi pinces, paire de compas. Le sens médical de tumeur maligne était utilisé au sens figuré en référence à la lente et difficile démarche du crabe, aux ramifications des pattes du crabe, au bizarre et menaçant crustacé à la démarche imprévisible, mais aussi en référence à cette autre similitude avec l'animal qu'est l'impossibilité de lui faire lâcher prise.

Pour Schwartz[17], la définition du cancer est totalement rattachée à la fonction de celui qui parle. Il n'existe pas un cancer mais des cancers. Pour le cancérologue Jasmin[18] « *le cancer est l'étrange, énigmatique vie, en soi et pourtant distincte, née on ne sait quand ni où. Vies de cellules déviées, porteuses de mort et dont la mort signifie le salut* ».

Le journaliste et écrivain Borel[19] décrit de façon métaphorique dans son roman « Vie et mort d'un crabe », le lymphome qui l'atteint comme une chrysalide, contemple « *l'organisme en gestation, ses rondeurs infernales, ses pinces qui minute après minute, et plus encore vu la vitesse de la réplication cellulaire, t'enserrent et te précipitent vers ces bras glacés d'où nul mortel ne revient* ».

Le terme de cancer a donné ensuite un emploi au sens propre pour désigner le néoplasme vers la fin du XIX ème siècle. Le cancer est une maladie fort anciennement connue ; mais les critères utilisés pour réaliser une nosologie restaient très vagues. Autrefois souvent le cancer était confondu avec les affections grangréneuses. La microscopie, qui jusque là n'était qu'un

---

[15] Pinell P. *Naissance d'un fléau. Histoire de la lutte contre le cancer en France (1890-1940)*. Paris : Métaillé, 1992
[16] Zorn F. *Mars*. Paris : Gallimard Folio, 1977
[17] Schwartz L. *Métastases*. Paris : Hachette Littératures, 1998
[18] Jasmin C. *Cancer aide- toi , la science t'aidera* . Paris : Plon, 1989
[19] Borel V. Vie et mort d'un crabe. Paris : Librio, 2000

objet de curiosité, trouvait des applications importantes dans l'étude des tissus pathologiques (Travaux de Muller en 1838). L'anatomie pathologique a répondu à la question des caractères spécifiques ou déterminatifs de l'affection cancéreuse.

Dans le Grand Dictionnaire Universel du XIX [ème] siècle[20] (Pierre Larousse) la définition de la maladie est la suivante : « *le cancer considéré comme une production morbide et locale, développée spontanément au sein des tissus organiques, est donc une manifestation symptomatique d'un état général, la diathèse cancéreuse. C'est ordinairement une tumeur apparente ou cachée, organisée, vasculaire, formée d'éléments anatomiques dont on ne retrouve pas l'analogue au sein des tissus normaux, ayant une tendance à détruire les organes sur lesquels elle repose, s'étendant, se ramollissant et s'ulcérant enfin, en laissant suinter un pus ichoreux, fétide, dont l'écoulement contribue à l'épuisement des malades et les mène rapidement à la mort* ». Etonnamment, la définition ne se modifie guère un siècle plus tard ; on peut ainsi lire dans le Dictionnaire de Médecine Flammarion[21] que « le cancer est une tumeur liée à la prolifération à la fois anarchique et indéfinie d'un clone cellulaire (dit cancéreux) conduisant à la destruction du tissu originel, à l'extension locale, régionale et générale de la tumeur et à la mort de l'individu en l'absence de traitement.

Le cancer existe depuis toujours, on retrouve même des stigmates de cancers osseux sur les squelettes des grands reptiles de l'ère tertiaire. Le cancer ne constitue pas une maladie moderne, de notre civilisation, un fléau du XX [ème] siècle. L'émergence de la maladie au cours XX [ème] siècle est en relation directe avec l'augmentation considérable de la longévité et par ailleurs la maîtrise thérapeutique d'autres pathologies (infectieuses, cardio-vasculaires,...).

2 - Contexte de la cancérologie des VADS en France

Les cancers des voies aéro-digestives supérieures (VADS) constituent un problème sanitaire majeur en France : ils représentent 8 % des cancers et constituent le 4ème cancer par ordre de fréquence chez l'homme. La France détient le taux d'incidence le plus élevé au monde des tumeurs bucco-pharyngées et le taux de mortalité le plus important d'Europe [22,23,24]. Les cancers des VADS sont de mauvais pronostic du fait d'un diagnostic initial souvent trop tardif et de la survenue fréquente de secondes localisations. La survie globale reste médiocre avec des résultats voisins de 30 % de survie à 5 ans et de 10 % de survie, tous stades et

[20] Larousse P. *Grand dictionnaire Universel du XIX ème siècle*. Paris : Larousse, Tome 4. Réédition 1990
[21] Kernbaum S. *Dictionnaire de Médecine Flammarion*. 6 ème ed. Paris : Flammarion,1998
[22] Hill C. Epidémiologie des cancers des voies aéro-digestives supérieures. *Bull Cancer*, 2000, 5:5-8
[23] Rezvani A, Mollié A, Doyon F, *et al. Atlas de la mortalité par cancer en France*. Paris : Inserm, 1997
[24] Lefebvre JL, Chevalier D, Demaille A. *Epidémiologie des cancers des voies aéro-digestives supérieures*. Encycl Méd Chir (Elsevier,Paris), Oto-rhino-laryngologie, 20-949-A-10, 1996, 8p

localisations confondus[25]. Quelles que soient les combinaisons thérapeutiques, aucune amélioration significative de la survie des patients atteints de cancers des VADS n'a été observée depuis plus d'une décennie. Corrélativement, les traitements proposés (chirurgie, radiothérapie, chimiothérapie) sont par nature agressifs pour la sphère bucco-dentaire et générateurs de séquelles importantes. La pathologie cancéreuse est typiquement la maladie pour laquelle la stratégie thérapeutique doit tenir compte de la QDV des patients. Longtemps les médecins se sont préoccupés de l'aspect biomédical de la maladie en terme de quantité de vie (longévité, indices) mais progressivement l'aspect QDV devient incontournable dans l'évaluation des traitements. Dans un certain nombre de cas les thérapeutiques proposées ne font que retarder l'évolution fatale d'une tumeur pour laquelle le traitement loco-régional serait insuffisant. Ces contextes de traitements lourds avec de bénéfices modestes en matière de taux de survie doivent nous faire nous interroger sur la légitimité des traitements proposés par rapport à la QDV du patient.

3 - Les étapes du progrès en thérapeutique anticancéreuse

Le traitement des cancers des VADS, comme les résultats obtenus ont connu un siècle de bouleversement considérable : la chirurgie s'est enrichie et modernisée, la radiothérapie s'est développée et la chimiothérapie est née.[26]

Le plus ancien traitement du cancer est la **chirurgie**. Handicapée par deux tares majeures : les douleurs provoquées par l'intervention et les complications infectieuses, la chirurgie se développa dans la seconde moitié du XIXème siècle grâce à deux découvertes majeures : l'anesthésie puis l'antisepsie et l'asepsie. Ainsi se déroule la première laryngectomie en 1873 pour cancer du larynx par Bilroth. Dans les années 1900-1950, elle était reine, presque unique méthode de traitement. Dans les années 1950 à 1970, les exérèses sont étendues, mais la réparation s'avère inexistante. C'est l'époque Nord Américaine « *We save life, not function* ». De 1970 à ce jour on assiste au développement d'une chirurgie plastique et réparatrice avec les transpositions de lambeaux libres myo-cutanés, ostéo-myo-cutanés. Ces techniques diminuent le risque de complications hémorragiques mais n'influencent pas la gravité propre de la maladie cancéreuse. Cette chirurgie des cancers des VADS reste encore en ce début de XXIème siècle mutilante surtout en raison du retard diagnostique. Tous les sites anatomiques peuvent être atteints par la pathologie cancéreuse, aboutissant à des interventions aussi diverses que les résections maxillaires partielles ou totales, les résections vélaires partielles ou totales associées ou non à une amputation palatine, les résections mandibulaires avec ou sans

---

[25] Brugère J. *Cancers des voies aéro-digestives supérieures*. Paris : Flammarion, 1987

interruption de la continuité mandibulaire, les glossectomies, les laryngectomies partielles ou totales. Ces interventions créent des pertes de substances avec un lourd retentissement physique et psychologique. Les séquelles des thérapeutiques telles que l'ouverture du sinus maxillaire, des fosses nasales, exposent le patient à des communications bucco-sinusiennes et ou bucco-nasales avec reflux des aliments par le nez, trouble de la phonation et de la mastication. Non appareillé, le patient sera véritablement handicapé, ne pouvant communiquer avec les autres que par écrit et ne pouvant s'alimenter que par sonde gastrique. La prothèse maxillo-faciale et conventionnelle doit occuper une place privilégiée dans l'émergence d'un nouveau schéma corporel que le patient intégrera à la suite du processus de deuil (mutilation physique, perte des dents, troubles fonctionnels et relationnels). La chirurgie du nouveau millénaire est en possession de moyens techniques sophistiqués, espérons qu'elle les utilise à bon escient.

La **radiothérapie** permet d'obtenir les premières guérisons locales de cancers de la langue par application d'aiguilles de radium en 1927. Quelle que soit la technique utilisée, la radiothérapie curative a pour objectif de détruire toutes les cellules tumorales et les extensions locales de la tumeur afin d'obtenir une guérison définitive. La dose à délivrer dépend du type histologique, de la taille de la tumeur mais également des traitements préalables. L'irradiation de la tumeur impose également l'irradiation des tissus sains environnants. Ces tissus avoisinants tolèrent des doses au delà desquelles des séquelles graves peuvent apparaître. Le radiothérapeute utilise différents artifices pour limiter l'atteinte des tissus sains. La radiothérapie palliative est proposée lorsque la tumeur n'est pas accessible chirurgicalement, ou trop volumineuse, ou métastatique d'emblée. Elle permet de prolonger la survie du patient en améliorant ses conditions de vie.

La **chimiothérapie** occupe une place controversée dans le traitement des carcinomes des VADS. Elle peut être utilisée à plusieurs stades de la pathologie. Elle est dite néoadjuvante ou d'induction si elle est réalisée avant l'acte chirurgical ou la radiothérapie. Elle est indiquée concomitamment avec la radiothérapie dans les tumeurs évoluées. La chimiothérapie est dite adjuvante si elle est administrée après le traitement loco-régional dans le but d'éradiquer la maladie résiduelle microscopique. Des essais randomisés n'ont pas montré d'intérêt majeur. La chimiothérapie des récidives et des métastases est très décevante. Elle s'adresse à des patients chez lesquels le pronostic est très péjoratif (6 mois de survie environ). La chimiothérapie palliative est surtout intéressante pour l'amélioration de la qualité de vie du

---

[26] Schwaab G, Brugère J. Un siècle de cancérologie ORL. *Ann Otolaryngol Chir Cervicofac*, 2000, 4 : 248-253

patient, même si son efficacité reste faible et limitée dans le temps. L'intérêt réside dans un suivi rapproché du patient réalisant un traitement que certains nomment compassionnel. La place de la chimiothérapie dans les traitements n'est pas encore totalement définie et sera précisée par des essais thérapeutiques randomisés.

La progression des connaissances en relation avec la découverte des oncogènes et autres anomalies génétiques a ouvert une dimension autre : la volonté d'approfondissement de points particuliers correspondant à une phase d'inflation vertigineuse. Les innombrables publications ayant pour thème la détection d'anomalies acquises d'oncogènes ou de gènes suppresseurs de tumeur, en tant que facteurs pronostiques de la maladie est impressionnant. Existe t-il un dérapage entre science et médecine ? La notion de progrès médical doit être logiquement réservée aux apports scientifiques ou techniques se traduisant concrètement par une amélioration réelle dans la prise en charge des patients : qualité de vie et pronostic de la maladie. Certes la biologie du cancer est passionnante, mais le corps médical doit se poser en permanence les questions de l'utilité d'une telle course à ces informations génétiques qui pour le moment ont un bénéfice très limité pour le patient. L'espoir pour le siècle qui débute est fondé sur la thérapie génique. Il existe encore un fossé important entre les connaissances scientifiques et les applications médicales possibles. L'exercice de la médecine ne peut se passer de la recherche fondamentale, mais il est du devoir du médecin d'exercer un effort de réflexion et d'évaluation des pratiques pour rester dans le champ de l'humain : c'est cela l'éthique médicale.

En quelques décennies, le visage de la cancérologie a bien changé. De meilleures perspectives de guérison ou de survie et l'individualisation croissante des traitements ont profondément modifié le champ des possibilités. Pour ceux qui ne guériront pas, le développement des traitements palliatifs a fait naître de nouvelles priorités. Le temps des luttes à tout prix ou acharnement thérapeutique s'éloigne à mesure que se développe une attention croissante pour la qualité de vie des patients. Il n'y a pas si longtemps encore, cette notion était considérée comme difficilement compatible avec un cancer. Des survies plus longues et des guérisons de plus en plus nombreuses ont d'abord attiré l'attention sur des séquelles irréversibles des traitements. Il ne s'agit plus de savoir comment on va s'en sortir… mais dans quel état ! Cette évolution explique l'intérêt croissant des soignants et aussi des associations de malades pour le vécu des patients. Comment traversent-ils l'épreuve de la maladie ? Quelles sont les attentes prioritaires ? Quelles sont les principales difficultés rencontrées ? Qui peut le plus efficacement les épauler ?

4 - Du tolérable à l'intolérable : séquelles des thérapeutiques antinéoplasiques

Les cancers des VADS ont une spécificité par rapport à de nombreux cancers : les traitements actuels restent mutilants pour des résultats médiocres en terme de survie. Les progrès réalisés dans la chirurgie d'exérèse et dans les techniques de reconstruction permettent de pratiquer des résections élargies des cancers des VADS. De plus la radiothérapie post-opératoire améliore considérablement le contrôle loco-régional. En regard de ces avancées indéniables sur le plan oncologique, nous devons affronter des séquelles fonctionnelles et psychologiques induites par ces traitements combinés, qui peuvent rendre les conditions de vie parfois difficilement tolérables[27]. Il nous paraît important de rappeler les différentes séquelles et d'en dresser une liste principale non exhaustive établie à partir de la bibliographie consultée (Fig.1). L'EORTC (European Organisation for Research and Treatment of Cancer) association internationale à but scientifique et non lucratif, créée en 1962 par d'éminents cancérologues européens, dont le siège est basé à Bruxelles a pour mission principale l'amélioration du traitement, de la survie et de la qualité de vie de tous les patients atteints de cancers[28]. Structure jouant un rôle majeur dans la recherche clinique, incluant chaque année plus de 7000 patients au sein de protocoles de recherche, elle a publié la Soma Scale[29]. C'est à notre connaissance l'unique échelle hiérarchisant les différentes répercussions de la radiothérapie au niveau de tous les organes par grades (1 à 4). Cette échelle comporte un chapitre dévolu à la cavité buccale intégrant de nombreux items dentaires (pertes dentaires, mobilité, intégrité pulpaire, caries,...) et des paramètres de la physiologie oro-faciale (déglutition, phonation, mastication)[30]. Les séquelles sont dépendantes des thérapeutiques réalisées (radiothérapie, chirurgie plus ou moins mutilante, chimiothérapie éventuelle) et du stade de la pathologie au moment du diagnostic[31,32]. L'atteinte du schéma corporel nuit gravement à la vie de relation : le cancer des VADS s'attaque d'emblée à la vie de relation et au vital : l'esthétique, le parler, le respirer, le manger et le boire. Manger se limite souvent à l'ingestion de produits pâteux plus ou moins artificiels, peu gratifiants, surtout lorsque le goût n'existe plus, difficiles à avaler lorsque la salive devient rare et épaisse. Boire devient un calvaire lorsque la moindre goutte ressurgit par le nez ou provoque une quinte de toux à la

[27] Sanderson RJ, Ironside JAD. Squamous cell carcinomas of the head and neck. *BMJ*, 2002, 325:822-827
[28] Meunier F. La recherche clinique en cancérologie en Europe: rôle et perspectives de l'EORTC. *Med et Hyg* 2002, 60 : 1000-1007
[29] Pavy JJ, Denekamp J, Letschert J *et al*. Late effets toxicity scoring: the SOMA scale. *Radiother Oncol*.1995, 35(1):11-15
[30] Soma Scale. Disponible sur : http://www.rotg.org/indexhtml
[31] Dale RA, Harrison JS, Redding SW. Oral complications in cancer chemotherapy, cancer incidence, and mortality in the U.S. *Oral Medicine, Oral Diagnosis* (Dental Article Review and Testing) 2003, nov-dec: 552-565

suite d'une fausse route. Se faire entendre ou comprendre est difficile, voire impossible lorsque la voix est absente ou chuchotée. Respirer devient difficile et angoissant en cas de sténose. Très souvent des reprises thérapeutiques sont nécessaires dans les mois ou les années qui suivent et tout naturellement le malade entre en phase palliative, scénario très fréquent dans ce type de cancer. Après de longs mois de soins, l'espoir de soin curatif est progressivement abandonné, un véritable attachement existe alors entre le malade et l'équipe soignante. En situation de fin de vie, le malade demande protection, humanisme et empathie, revenant mourir dans le service référent, là où tout a commencé, lorsqu'il est venu déposer tous ses espoirs de vie quelques mois ou années avant.

---

[32] Harrison JS, Dale R A, Haveman CW, *et al.* Oral complications in radiation therapy. *Oral Medicine, Oral Diagnosis* (Dental Article Review and Testing) 2003, nov-dec: 552-565

Séquelles phonatoires	Atteinte de la phonation dans les cancers du larynx et de l'hypopharynx, de la langue et du plancher buccal.
	  - Laryngectomie totale ⎫ séquelles phonatoires maximales
	  - Pharyngolaryngectomie ⎭
	 - Communication bucco sinusienne ⇒ voix nasonnée

Séquelles salivaires	Xérostomie induite par la chimiothérapie et la radiothérapie : Chimiothérapie : Altération quantitative et qualitative de la salive : réduction du débit salivaire, salive épaisse, collante, muqueuse buccale brillante, atrophiée et desséchée Radiothérapie : • ↘ pH ⇒ déséquilibre de la flore buccale avec émergence de candidoses, parodontopathies, décalcification de l'émail dentaire • Hyposialie constante après irradiation des muqueuses, variable selon les champs d'irradiation et la dose délivrée • Asialie totale : inconfort majeur pour alimentation, obligation d'hydratation permanente • Sélection des aliments : impossibilité de manger pain, viandes ⇒ consommation exclusive de laitages et bouillies (retentissement familial et social) • Perte de la continence salivaire : bavage permanent
Séquelles esthétiques	Importance en fonction de l'étendue des exérèses ⇒ perturbation du schéma corporel - résections mandibulaires interruptrices et non interruptrices - résections maxillaires partielles ou totales avec ouverture du sinus - résections vélaires partielles ou totales - résections linguales partielles ou totales - chirurgie des lambeaux musculo-cutanés - fistules oro-pharyngées
Séquelles dentaires	- Edentements importants suite aux avulsions multiples lors de la préparation de la cavité buccale à la radiothérapie - Prévalence importante de la carie par effet direct et indirect des rayons X sur les dents (caries annulaires, caries post-radiques, dents d'ébène…) - Hyperesthésie dentinaire liée aux rayons X - Réhabilitations prothétiques difficiles
Ostéite radique	Complication majeure de l'irradiation encore mortelle aujourd'hui. Evolution extensive plusieurs années après l'irradiation. Ischémie et infection président à sa survenue

Séquelles douloureuses	- Douleurs de désafférentation par section des branches nerveuses ou irritation par radiothérapie - Douleurs liées à une récidive ou à l'extension du processus tumoral - Douleurs liées aux séquelles fonctionnelles (dysphagies etc...)
Séquelles de déglutition	<u>Chirurgie</u> : exérèses étendues, pertes de substance importantes <u>Radiothérapie</u> : • fibrose musculaire (pharynx) ⎱ difficultés à déglutir • fibrose sous-muqueuse ⎰ • atteinte des muscles masticateurs : trismus et limitation permanente de l'ouverture buccale entravant de plus l'hygiène buccale
Dysgueusie	Souvent temporaire, dès le début de la radiothérapie Inappétence
Mucite	Liée tant à l'administration de drogues chimiothérapiques qu'à la radiothérapie = amincissement, dénudation, ulcérations des tissus mous
Séquelles neuro-musculaires	Liées au sacrifice des structures nobles lors des exérèses chirurgicales : amyotrophie du trapèze, du sterno-cléido-mastoïdien … Trismus important, fibrose cervicale, atrophies cutanées, rétractions Conséquences des évidements cervicaux radicaux (nerf spinal,..)
Troubles trophiques	Brides cicatricielles Œdème cervico-facial (jabot sous-mentonnier) Nécroses muqueuses et osseuses (ORN) Atteinte potentiel de croissance chez enfant (radiothérapie)
Infections	Prévalence importante des infections microbiennes, virales, fongiques, liées à l'immunodépression lors du traitement chimiothérapique
Séquelles psychologiques	Difficultés de communication $\Rightarrow$ perturbation de la vie de relation $\Rightarrow$ sociabilité réduite $\Rightarrow$ isolement familial Anxiété réactionnelle, liée au caractère même de la maladie Crainte de récidive, irritabilité Limitation des loisirs, distractions solitaires Perte d'emploi

Fig 1 : Tableau récapitulant les séquelles possibles lors des traitements des cancers des V.A.D.S

5 - Prise en charge pluridisciplinaire des patients : un défi permanent

Par nature complexe, le traitement du cancer relève de nombreuses disciplines qui ne peuvent plus statuer séparément et nécessitent une mise en œuvre globale et complémentaire. Cette approche pluridisciplinaire doit intervenir dès le début de la prise en charge du malade. De nombreuses études et articles dénonçaient de manière récurrente l'hétérogénéité des filières et des modalités de prise en charge, et par conséquent l'inégalité des chances devant la maladie. Ainsi en 1985 la Commission Nationale des Cancers tente de confier l'organisation des soins aux professionnels à l'échelon régional, en créant des comités techniques régionaux de cancérologie. Ces comités consultatifs regroupaient l'ensemble des professionnels concernés (centres anticancéreux, CHU, hôpitaux généraux, cancérologues privés et médecins généralistes). Après échec de cette initiative et sous des pressions insistantes, le ministère de la Santé publie des normes sur l'organisation des soins en cancérologie. Après dissolution de la Commission Nationale en Cancérologie, un groupe de travail est constitué au sein du Haut Comité de Santé Publique en 1993. Sont introduits la notion de « schéma de prise en charge » ainsi qu'une obligation de prise en charge pluridisciplinaire. En 1996 les ordonnances insistent sur la nécessité d'une organisation coordonnée des soins au sein de réseaux associant établissements et médecins libéraux. A noter qu'il n'existait pas à cette date de recommandations de bonnes pratiques organisationnelles en cancérologie. Le 24 mars 1998, le Directeur Général de la Santé et le Directeur des Hôpitaux signent la circulaire DGS-DH n°98-213 relative à l'organisation des soins en cancérologie dans les établissements d'hospitalisation publics et privés.[33] Aujourd'hui, la récente circulaire du 22 février 2005 DHOS n° 2005/101 stipule que chaque établissement de santé exerçant l'activité de traitement du cancer doit garantir une organisation appuyée sur la pluridisciplinarité, l'utilisation de référentiels validés et sur un travail en réseau.[34]

Il est actuellement bien établi que le traitement des cancers cervico-faciaux n'échappe pas à une prise en charge pluridisciplinaire. L'excellente technicité de l'équipe chirurgicale ne suffit plus, il faut en plus aussi être capable d'assurer un confort post-opératoire du patient, une rééducation dans des conditions satisfaisantes, afin de minimiser autant que faire se peut les séquelles des thérapeutiques. Une véritable équipe est utile pour le malade, comportant jusqu' à une vingtaine de professionnels depuis le chirurgien cervico-facial, le radiothérapeute, l'oncologue, le médecin interniste, l'anesthésiste, l'odontologiste, le spécialiste en prothèse maxillo-faciale, l'orthophoniste, en passant par la diététicienne, le psycho-oncologue, le

---

[33] DGS-DH 98-213. Circulaire relative à l'organisation des soins en cancérologie dans les établissements d'hospitalisation publics et privés.
[34] DHOS/SDO/2005/101. Circulaire relative à l'organisation des soins en cancérologie.

kinésithérapeute, jusqu'à l'équipe infirmière et aide-soignante. Chaque discipline apporte ses potentialités. L'analogie la plus appropriée est celle d'un orchestre symphonique : chaque instrument joue sa partition en harmonie plutôt qu'en l'absence de concertation c'est à dire en cacophonie. Le médecin responsable du réseau est comparable au chef d'orchestre qui dirige l'orchestre mais ne produit par lui même aucun son, c'est toute l'équipe orchestrale qui enchante l'auditeur. Cette approche multidisciplinaire est complexe à organiser sur le terrain. Les difficultés sont nombreuses pour concilier des spécialités médicales différentes, les professionnels paramédicaux et les travailleurs sociaux. Ce travail en réseau s'appuie au départ sur des processus de reconnaissance réciproque des compétences. Il met en jeu des processus de négociation implicite ou explicite. Le fonctionnement en toute multidisciplinarité rencontre des difficultés multiples :

- diversité de spécialités avec enjeux de pouvoir
- charge de travail importante des acteurs et difficultés de rencontres régulières
- vision individuelle et non collective des missions prioritaires du réseau
- exigence d'évaluation du fonctionnement et du travail effectué

La redéfinition des rôles et fonction de chaque acteur dans un nouveau schéma de prise en charge du patient passe par des discussions et des débats. Dans un article publié dans la revue Française de Stomatologie et Chirurgie maxillo-faciale[35] nous avons mis en doute la multidisciplinarité réelle d'une fraction importante des comités de cancérologie des V.A.D.S. Les dossiers des patients sont discutés lors de réunions de concertation pluridisciplinaire en oncologie : les décisions thérapeutiques doivent être collectives et non plus individuelles, cela suppose un langage commun minimum, un « partage du patient » et surtout une certaine reconnaissance des compétences et fonctions de chacun. Or ces normes de travail ne sont pas toujours celles qui prévalaient auparavant. La mesure 31 du plan cancer[36] fixe les principes généraux et les modalités de fonctionnement de la concertation pluridisciplinaire. Les réunions de concertations pluridisciplinaires sont aujourd'hui considérées non seulement comme le lieu de la discussion diagnostique et thérapeutique mais aussi comme un vecteur d'échanges de grande valeur pédagogique entre les professionnels, permettant d'effectuer une analyse du bénéfice-risque et de la qualité de vie pour le patient, dont celui-ci sera informé lors de la remise de son programme personnalisé de soins.

---

[35] Moizan H, Meningaud JP, Giumelli B *et Al.* Comité de cancérologie des VADS et prise en compte des aspects bucco-dentaires. *Rev. Stomatol.Chir.maxillofac*, 2003, 104, 1: 5-9
[36] Plan cancer. Disponible sur : http:www. plancancer.fr

6 - Des thérapeutiques agressives à la compassion : place de l'odontologiste dans l'équipe de cancérologie cervico-faciale

Dans le domaine de la prévention des cancers buccaux, les odontologistes occupent une place privilégiée étant donné le nombre de cavités buccales qu'ils examinent par an. Nous sommes souvent les premiers professionnels à être consultés lors de l'apparition d'une douleur ou d'une lésion suspecte de la cavité buccale." *Working together, we can make a dramatic difference in the dreadliness of oral and pharyngeal cancer"* écrivait Horowitz[37] en 2001.

Dans le cadre du traitement initial, la présence de l'odontologiste au sein d'une équipe de cancérologie cervico-faciale est admise très largement par toute la communauté médicale[38], et constitue une plus value incontestable à tous les stades de la maladie, comme le soulignent de nombreux articles anglo-saxons.

- Au chirurgien revient la responsabilité du choix de la technique opératoire la plus appropriée pour minimiser autant que faire se peut les complications fonctionnelles et esthétiques en essayant de parfaire la reconstruction anatomique immédiate à l'aide de lambeaux pédiculés et libres, et si indiqué d'appareillage per-opératoire à type d'endoprothèses.

- Au radiothérapeute est dévolue la mission de consolidation du traitement par l'irradiation post-opératoire. L'usage de champs rétrécis, le multi fractionnement des doses, et aujourd'hui la radiothérapie conformationelle avec modulation d'intensité, sont autant de mesures propres à épargner les téguments et à prévenir les complications post-radiques.

- A l'odontologiste d'assurer la préparation du patient aux thérapeutiques antinéoplasiques[39]. La Fédération nationale des centres de lutte contre le cancer (FNCLCC) et les centres régionaux de lutte contre le cancer (CRLCC), en collaboration avec des partenaires des secteurs publics (CHU, CHG) privés et certaines sociétés savantes, ont entrepris depuis 1993 d'élaborer des recommandations pour la pratique odontologique clinique en cancérologie : les « Standards, Options et Recommandations » (SOR)[40]. L'objectif de l'opération SOR était d'améliorer la qualité et l'efficience des soins aux patients. Les principales recommandations publiées en 1999 sont les suivantes :

1- avant la prise en charge thérapeutique les patients doivent bénéficier d'une **approche pluridisciplinaire** incluant une évaluation de l'état bucco-dentaire

2- les patients doivent être informés des règles à observer (arrêt des toxiques, type alcool et tabac) et bénéficier d'une éducation à une bonne hygiène bucco-dentaire

---

[37] Horowitz A, Alfano MC. Performing a death-defying act. *JADA*, 2001, 132:5-6
[38] Ord RA, Blanchaert JR. Curent management of oral cancer. *JADA*, 2001, 132:19-23
[39] Borowski B. *Les soins bucco-dentaires du malade cancéreux*. Paris : Masson, 1985, 113-123
[40] Maire F, Borowski B, Collangettes D *et al*. S.O.R pour une bonne pratique odontologique en cancérologie. *Bulletin du cancer*, 1999, 86 (7-8):640-665

3- après radiothérapie, et dans le but d'éviter la complication redoutable qu'est l'ostéoradionécrose, l'odontologiste propose, en fonction de l'état bucco-dentaire, la conservation ou non des organes dentaires, une fluoroprophylaxie et une surveillance régulière.

4- pendant la chimiothérapie, l'odontologiste a un rôle essentiellement de prévention.
Les principales complications sont la mucite et les risques hémorragiques et infectieux. L'odontologiste propose alors après la chirurgie des prothèses adaptées dans un but fonctionnel, esthétique et psychologique.

5- pour le cas particulier de l'enfant, pour lesquels les organes sont en formation ou en croissance, les attitudes thérapeutique et prophylactique sont similaires à celles recommandées chez l'adulte mais la surveillance est plus spécifique.

Dans les situations où la maladie n'est plus contrôlable, l'odontologiste est un acteur au sein d'une équipe multidisciplinaire qui dispense des soins palliatifs aux patients comme le soulignent Paunovich[41] et ses collaborateurs (Fig.2). La question n'est pas réellement d'augmenter la durée de vie, mais la qualité de celle-ci en accord avec les propos d'Hopkins[42] : "*add more life to yours years rather than more years to your life*".

Dans les grandes exérèses des cancers des V.A.D.S, les conséquences fonctionnelles peuvent compromettre les conditions de vie des patients au delà du supportable. La gravité des séquelles n'est pas toujours proportionnelle à l'importance des résections car elle dépend de multiples facteurs physiologiques, psychologiques et relationnels. Les mutilations anatomiques et fonctionnelles imposent aux patients une adaptation à la nouvelle situation avec un réapprentissage de diverses fonctions. La combinaison des thérapeutiques tend à réduire au minimum l'invalidité des patients. Il faut rappeler tout d'abord que nous ne sommes pas toujours maîtres de tous les facteurs puisque la priorité reste évidemment la qualité de la résection sur le plan carcinologique. Aucune concession dans ce domaine n'est envisagée en vue d'un éventuel appareillage.

---

[41] Paunovich ED, Aubertin MA, Saunders MJ et *al.* The role of dentistry in palliative care of the head and neck cancer patient.Tex. Dent. J 2000.36-45

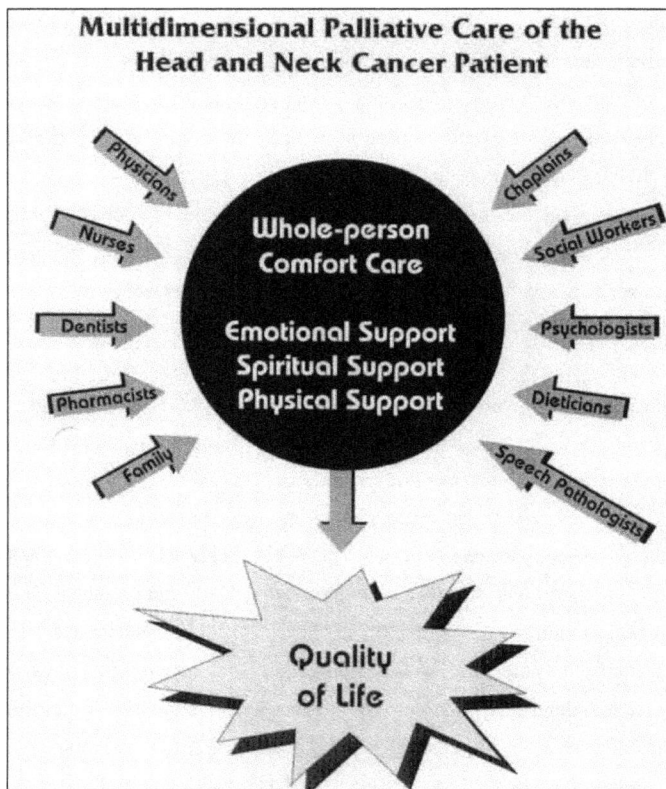

Fig 2 : d'après Paunovich *in Texas Dental Journal 2000*

Les réhabilitations prothétiques chez ces malades sont beaucoup plus complexes qu'il n'y paraît. Lorsqu'elles sont envisagées, ce qui est loin d'être systématique, les résultats sont encore aléatoires et le patient doit être informé des difficultés avant l'intervention. La prothèse maxillo-faciale avec pour précurseur Ambroise Paré, est une discipline permettant la correction d'anomalies de la région maxillo-faciale lorsque les techniques chirurgicales n'offrent plus d'autres solutions. Discipline exercée quasi-essentiellement en milieu hospitalier du fait de l'absence de nomenclature adaptée, des contraintes liées aux traitements

---

[42] Hopkins A. *Measuring the quality of medical care.* Londres: Royal College of Physicians of London, 1990

généraux, elle implique un investissement important, un véritable accompagnement et une relation d'aide thérapeutique pour le bien être physique et psychologique du sujet malade. La mutilation faciale place au cœur de notre démarche de réhabilitation la question de la souffrance psychique du patient[43]. L'incidence identitaire de la mutilation faciale n'est pas comparable selon qu'il s'agit d'une perte de substance faciale ou d'un membre. Pour David Le Breton[44] *« le visage est, de toutes les zones du corps humain, celle où se condensent les valeurs les plus élevées. En elle se cristallise le sentiment d'identité, s'établit la reconnaissance de l'autre, se fixent les qualités de la séduction, s'identifie le sexe, etc. »* .

Les retentissements psychologiques de ces mutilations faciales sont étudiés dans de nombreux ouvrages et articles[45]. Pour Benoist[46] l'importance de la réaction psychologique n'est pas proportionnelle à celle de la mutilation. Paradoxalement, les grandes mutilations sont mieux acceptées, elles constituent le prix à payer pour la survie à plus ou moins long terme. D'autres malades au contraire, avec une mutilation minime et un bon pronostic seront polarisés, ne supporteront pas celle-ci et attendront beaucoup d'une réhabilitation prothétique synonyme de fin de traitement leur permettant d' « oublier » ce qu'ils viennent de traverser.

Une étude récente menée par Duke[47] nous révèle que le statut dentaire des patients lié aux traitements (édentations multiples) a un impact significatif et persistant sur cette QDV subjective en altérant de façon définitive la vie sociale du patient lorsque celui-ci, par exemple, n'est pas en mesure de manger en public. En 2001, l'étude de Hammerlid[48] portant sur 230 patients, trois ans après le diagnostic de cancer des VADS, a conclu que la plupart des séquelles liées aux traitements disparaissaient après trois ans. Le même auteur[49] en 1999 s'est intéressé à la morbidité psychiatrique. L'anxiété était le symptôme psychique le plus fréquent au moment du diagnostic. La dépression prenait le pas sur l'anxiété pendant le traitement et au cours de la première année de traitement. 1 patient sur 3 présentait à un moment ou un autre un trouble majeur de l'humeur. La souffrance morale peut perdurer à

---

[43] Maire F, Kreher Ph, Toussaint B, Dolivet G, *et al.* Appareillage après maxillectomie : indispensable facteur d'acceptation et de réinsertion. *Rev. Stomatol.Chir maxillofac.* 2000,101, (1),36-38

[44] Le Breton D. *La sociologie du corps.* Paris : PUF, Que sais-je (2678), 1992

[45] Bertrand Deligne J, Chene J. Prise en charge psychologique des patients atteints d'un cancer de la tête et du cou. *Ann Otolaryngol Chir Cervicofac* 1996, 113 : 294-298

[46] Benoist : *Réhabilitation et prothèse maxillo-faciale.* Paris : Édition Julien Prélat 1978, 65-102

[47] Duke LR, Campbell BH, Indresano T et al. Dental Status and Quality of Life in long term Head and Neck Cancer Survivors. *The laryngoscope* , 2005, 115:678-683

[48] Hammerlid E, Silander E, Hornestam L et al. Health-related quality of life three years after diagnostic of head and neck cancer:a longitudinal study. *Head Neck,* 2001, 23:113-125

[49] Hammerlid E, Ahlner-Elmqvist M, Borjdal et al. A prospective multicentre study in Sweden and Norway of mental distress and psychiatric morbidity in head and neck cancer patients. *Br J Cancer,* 1999, 80:766-774

long terme, et se manifester par un syndrome dépressif persistant de 3 à 7 ans après la fin du traitement comme le soulignent Korblith, Lalande et Ross[50].

En 1995, Bjordal montre l'importance à long terme (7 à 11 ans après le traitement initial) de la détresse psychologique et de son retentissement sur la QDV des patients[51]. Pour Holloway[52], ces troubles psychiques altèrent davantage la QDV que les troubles physiologiques lors d'une étude comparative effectuée en 2004. D'ailleurs, pour ce dernier auteur, les meilleurs indicateurs de QDV s'avèrent être, en cancérologie des VADS, les échelles d'évaluation de santé comportementale ou psychologique comme la Million Behavior Health Inventory[53] (MBHI) ou la Social Support Questionnaire[54] (SSQSR).

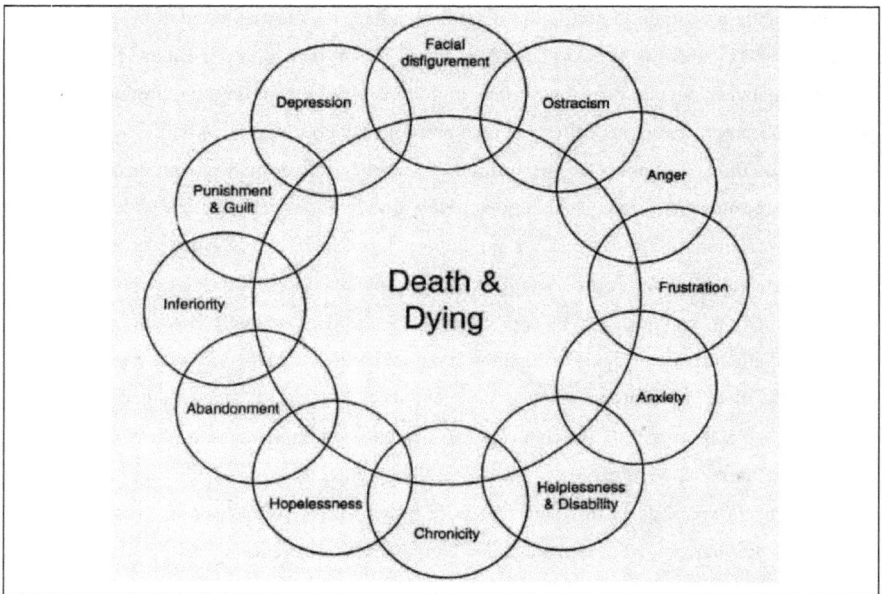

Fig 3: The Cancer Concerns Circle d'après Ross B R in *Maxillofacial Rehabilitation.*

[50] Ross B R. The dental clinician and the head and neck cancer patient. *Maxillofacial Rehabilitation.*
Prosthodontic and surgical considerations. Beumer J, Curtis TA, Marunick MT. 2 ème ed ,Tokyo : Ishiyaku EuroAmerica, Inc, Saint Louis, 1979
[51] Bjordal K, Kaasa S. Psychological distress in head and neck cancer patients 7-11 years after curative treatment. *British Journal of cancer,* 1995,71:592-597
[52] Holloway RL, Hellewell JL, Marbella AM *et al.* Psychosocial effets in long-term head and neck cancer survivors. *Head and neck,* 2005, 281-288
[53] Millon T, Green C, Meager R Jr. *Million Behavioral Health Inventory manual.* Minneapolis: Natioanal Computers Systems, 1982
[54] Sarason IG, Levine HM, Basham RB, *et al.* Assessing social support : the social support questionnaire. *J Person Social Psychol,* 1983, 44:127-139

7 - Triple approche méthodologique liant professionnels, instances éthiques et patients

En cancérologie l'efficacité thérapeutique a très longtemps été jugée en termes de durée de survie ou de diminution du volume tumoral. Les cancérologues sont depuis longtemps conscients de l'importance de l'état général du patient ; ainsi en 1947, est mis au point le premier index : Karnofsky, permettant de quantifier le retentissement de la maladie cancéreuse sur l'état fonctionnel et l'autonomie des patients[55]. La notion de QDV apparaît au cours des années 1970. En 1996, la société Américaine d'oncologie médicale (ASCO) considère les mesures de QDV prioritaires par rapport à l'évaluation de la réponse tumorale[56]. La nécessité de s'attacher à la QDV est la conséquence de plusieurs phénomènes. Dans certains domaines de la cancérologie, des progrès spectaculaires ont été observés en matière de survie grâce à l'apparition de traitements de plus en plus efficaces mais également de plus en plus toxiques, le thérapeute étant ainsi confronté à des effets secondaires parfois irréversibles. Le traitement des tumeurs des VADS engendre un grand nombre de symptômes et inconfort qui vont retentir sur les différents aspects et dimensions de la QDV. La QDV est une notion multidimensionnelle et dynamique dont l'appréciation connaît de fortes variations inter mais aussi intra-individuelles. La QDV évolue fortement dans le temps depuis le diagnostic du cancer, le traitement, les effets secondaires, la première année de traitement et les années suivantes. Jusqu' à ce jour, la QDV est évaluée dans le cadre des essais cliniques randomisés (E.C.R) de phase III. Notre hypothèse principale de travail se dégage et nous la formulons comme suit :

Les praticiens soucieux de la QDV de leurs patients peuvent-ils, en pratique oncologique des VADS, utiliser les échelles de qualité de vie existantes, validées et l'utilisation de ces outils soulève t-elle des problèmes éthiques ?

La méthodologie a consisté, selon un itinéraire initialement défini et discuté avec le Pr Simon Schraub en une exploration aussi exhaustive que possible du concept de qualité de vie en cancérologie cervico-faciale, à partir d'une recherche bibliographique. Dans un second temps nous avons exploré le concept de QDV chez les professionnels de la santé bucco-dentaire, puis sollicité les instances éthiques afin qu'elles expriment leur sentiment vis à vis de l'utilisation des questionnaires de QDV en cancérologie clinique. Enfin la problématique a été abordée grâce au concours des malades par le biais d'une étude utilisant comme support des

---

[55] Karnosfsky DA, Burchenal JH. The clinical evaluation of chemotherapeutic agents in cancer. In evaluation of chemotherapeutic agents. New York : Mc Leods CM Eds. Colombia University Press, 1949,191-205
[56] American Society of Clinical Oncology. Outcomes of cancer treatment for technology assessment and cancer treatment guidelines. *J Clin Oncol*, 1996, 14:671-679

instruments de QDV validés. Pour chacune des étapes la chronologie de la recherche a été la même : recherche bibliographique, formulation des hypothèses de recherche, élaboration du matériel d'enquête en toute multidisciplinarité, recueil et traitement des données et enfin analyse de contenu. Chacune des trois études fera l'objet d'une publication car il nous semble important de partager le fruit de nos recherches.

L'approche utilisée est une méthode, une position où nous sommes nous-mêmes acteur, chercheur et intervenant au sein de réseau en cancérologie, ces trois dimensions se renforçant et s'enrichissant mutuellement. Notre position particulière nous permet de développer une approche ancrée dans les problèmes quotidiens et concrets mais elle constitue de ce fait une limite à notre approche méthodologique, un biais certain. Par ailleurs nous ne présenterons pas de solutions globales valables, encore moins de modèles normatifs qui réduiraient la diversité et la complexité observée.

8 - Champ d'étude

La qualité de vie est actuellement un thème largement véhiculé par les médias dont le principal champ d'application semble tout de même être la santé. On ne peut plus désormais se contenter d'ajouter des années à la vie sans se préoccuper de ce que sera demain cette vie. La notion de QDV s'inscrit entre un bénéficiaire et un prestataire. Le bénéficiaire identifié comme étant le malade avec ses propres attentes et exprimant ses besoins, sera confronté au savoir-faire du praticien. Ce dernier s'interroge à la fois sur sa pratique et sur la pratique globale de l'institution hospitalière. On voit déjà que la qualité de la vie, réponse à un besoin, est aussi une pratique s'appuyant sur des capacités individuelles et collectives. Ainsi, entre les attentes du bénéficiaire et le potentiel du prestataire, c'est la cohérence de la demande et l'aptitude à y répondre qui se jouent et se dénouent dans un espace dont le contenu s'exprime en termes de services et significatifs d'une qualité.

A l'heure où sont réalisés des audits sur l'aspect financier du traitement des cancers « tête et cou » par les équipes pluridisciplinaires[57], ces études de QDV pourront demain influer sur certains choix sanitaires. Il pourra être débattu de la rentabilité d'investir dans telle ou telle mesure curative. Toujours dans le cadre d'une vision utilitariste et d'une pensée sociale qui estime possible de discriminer empiriquement les politiques les plus aptes à accroître le bien-être de tous aux dépens de l'individu, le risque est grand de destituer le professionnel de santé ainsi que le patient d'une partie de leur capacité de choix et de conseil. A un niveau plus

---

[57] Corbridge R, Cox G. The cost of running a multidisciplinary head and neck oncoloy service-an audit. *Rev Laryngol Otol Rhinol* 2000, 3:151-153

fondamental, une telle démarche risque d'entrer en conflit avec l'obligation traditionnelle des médecins qui est de tout mettre en œuvre pour le bien de chacun de leurs patients.

En matière de santé ou de bien être, les évaluations des sujets sont multiples et diverses, si bien qu'il n'existe pas d'indicateur faisant l'unanimité. Par exemple, si pour l'un rien n'est pire que de ne pouvoir s'alimenter que par sonde naso-gastrique, pour l'autre c'est l'altération esthétique de son visage qui constitue le plus grand des maux. Dans ces échelles de QDV, on ne peut éviter de comparer des préférences individuelles. Quel est dès lors le statut éthique de ces comparaisons interpersonnelles et des décisions qui s'appuient sur des mesures de QDV ?

Autre question à laquelle nous nous sommes intéressés : appartient-il aux praticiens de la médecine de se mêler de la QDV ? S'attribuer un tel rôle implique-t-il d'endosser un costume de moraliste, de conseiller, de réformateur social en définissant un modèle universel propre de qualité de vie ou de bonheur ? La médecine ne devrait-elle pas plutôt chercher à promouvoir certaines conditions d'accessibilité à une qualité de vie acceptable ?

L'approche de notre thématique de recherche sur la QDV en cancérologie repose sur un triple intérêt :

- centrer la recherche sur le patient, qui tout en demeurant objet du traitement devient sujet, éclairant les cliniciens sur les effets de sa prise en charge médicale sur sa vie quotidienne
- procéder d'une véritable transversalité dans le champ de la santé publique puisqu'elle concerne toutes les stratégies diagnostiques et thérapeutiques
- contraindre les chercheurs à partir de leurs expériences spécifiques à formuler des recommandations utiles à l'ensemble des projets intégrant cette dimension.

« Dès qu'un homme cherche le bonheur, il est condamné à ne pas le trouver, et il n'y a point de mystère la-dedans »

Alain. Propos sur le bonheur (1928) Paris : Editions Gallimard

---

1ere partie : Aspects conceptuel et instrumental de la QDV

1- Sémantique : qualité - vie - qualité de vie

- La qualité

Le mot qualité est emprunté au latin *qualitas,-atis* « manière d'être plus ou moins caractéristique », en philosophie « attribut propre de l'être, de la chose ». Terme repris dans son acception philosophique, « manière d'être, fait d'être ce que l'on est », depuis le XIII ème siècle, il s'applique à la disposition morale bonne ou mauvaise d'une personne, ce sens neutre est concurrencé depuis le XVII ème siècle par la valeur positive « manière d'être de quelqu'un jugée heureuse, bonne ». Il désigne aussi ce qui rend une chose recommandable par rapport à l'usage (1671, en parlant d'une marchandise)[58].

Le concept de qualité d'un produit, issu du monde industriel et défini par les normes fixées par l'Organisation internationale de standardisation (normes ISO) parle d'aptitude à satisfaire les besoins. Ce concept a été étendu à bien d'autres domaines, ainsi qu'en témoignent les audits de qualité en environnement, en consommation et dans notre domaine de la santé. Le mot qualité a pris une place prioritaire dans le langage médical. Les soignants parlent de qualité des soins, de qualité de prise en charge du malade. La qualité spécifie, précise, caractérise les choses alors que la quantité compte. La qualité vient se confronter à la quantité : vivre ne suffit pas, l'abondance ne suffit pas, il s'agit de vivre bien. La notion induit ainsi une conception de la vie, un a priori d'une qualification de la vie : une vie qui aurait de la qualité.

- La vie

Le mot est d'abord attesté pour désigner l'ensemble des activités et des évènements qui remplissent la durée de l'existence humaine puis avec une valeur religieuse, la survie et dans ce cas le mot est écrit avec une majuscule. Depuis la chanson de Roland (1080), il se dit également de l'espace de temps qui s'écoule entre la naissance et la mort d'un être individuel.

---

[58] Rey A. *Dictionaire historique de la langue Française*. Paris: Le Robert, 1998

A la fin du XIII ème siècle le mot signifie « durée de temps qui reste à vivre ». C'est seulement en moyen français fin du XIV ème siècle que VIE désigne les moyens matériels d'assurer la subsistance. La métaphore de la vie est très courante vers la fin du XIX ème siècle dans les sciences sociales ; elle s'applique aux institutions et au langage. Au XX ème siècle, le mot est utilisé spécialement en sciences et en technique pour désigner la durée d'existence d'une chose (la vie d'un radio-élément, la demi-vie d'un médicament).

- La qualité de vie

Pour les philosophes de l'antiquité, la QDV serait le bonheur et le bien-être non seulement liés à la matérialité mais aussi à la pensée[59]. La notion de QDV exige de prendre en considération l'expérience humaine dans sa multiplicité et sa diversité sans la limiter à sa dimension strictement biologique[60]. Si pour Aristote[61] le bonheur réside dans l'exercice sans entraves et nécessairement plaisant de ses potentialités spécifiques, il se définit pour Mill [62]comme plaisir et absence de peine. On perçoit tout de suite la difficulté à définir la QDV tant les critères sont nombreux : qualité de l'environnement, liberté d'expression, droit à l'éducation, liberté de déplacement, droit à la santé, confort matériel, droit au travail, stress supportable,...

La QDV est une nébuleuse pour laquelle les différents paramètres sont difficilement hiérarchisables. Si d'emblée le concept de QDV apparaît simple, évident, il est en fait très complexe ; il faut en citer les deux caractéristiques fondamentales : la **multidimensionalité** et la **subjectivité**[63].

La **multidimensionalité** comporte plusieurs champs : le bien être physique (symptômes et signes de la maladie), le bien être fonctionnel (interdépendance dans les activités de la vie quotidienne de base - manger, se laver, s'habiller, etc.- ou dans les activités instrumentales - préparer ses repas, faire ses courses, utiliser les transports en commun, etc.-), le bien être émotionnel, le bien être social (relation avec l'entourage, le milieu et l'environnement), le bien-être spirituel. Ces différents champs sont difficilement dissociables et les tentatives de ne considérer que le bien être-être physique par exemple, en calmant les symptômes d'une maladie, sont par trop réductrices.

---

[59] Leplège A, Duverger S. La qualité de vie. *Dictionnaire de philosophie morale*, Paris : PUF, 1996, 1237-1241
[60] Blondeau D. La qualité de vie. *Ethique*, 1992, 5, 83-87
[61]Aristote. *Ethique à Nicomaque*. Paris : Librairie philosophique J. Vrin, trad. Tricot J , 9e ed.1997
[62] Mill JS. *Autobiographie*, 1904, Paris : Alcan, Traduction de Henry de Varigny, Paris, 1907
[63] Cella DF. Quality of life : Concepts and definition. *J Pain and Symptoms Management*, 1994, 9:186-192

La **subjectivité** se rapporte au fait que la QDV ne peut être correctement comprise qu'en se plaçant dans la perspective du patient. La douleur en est l'illustration classique. La QDV subjective se réfère à l'appréciation et la satisfaction du patient en ce qui concerne son niveau réel de fonctionnement, comparé à ce qu'il considère comme possible ou idéal. Cette définition fait appel aux valeurs personnelles, par essence très variables d'un patient à l'autre. Il existe des processus modulant la perception de la QDV du patient. Ces processus sont la perception de la maladie et des handicaps (fréquemment modifiée chez la personne âgée soit par sa philosophie de vie, soit par atteinte des fonctions cognitives), les attentes des thérapeutiques et l'évaluation personnelle des risques et bénéfices de celles-ci. De plus la QDV se modifie au cours du temps, non seulement à cause des modifications liées à la maladie, mais aussi en fonction des processus d'adaptation. Ces interactions entre différents processus (perception/attente/adaptation) font réellement de la QDV une entité dynamique.

1 - Multidimensionnalité	2 - Subjectivité
Bien être physique fonctionnel émotionnel social spirituel	**Processus de perception** d'attente d'adaptation

Schéma 4 : Caractéristiques fondamentales de la QDV

2 - Historique de la QDV

La QDV n'est pas le privilège de l'homme du XXI ème siècle. L'idée que quelque chose dans la vie s'oppose à la durée de la vie est très ancienne. Dans la mythologie grecque, Achille, à qui les dieux laissèrent le choix, préféra une vie brève mais glorieuse à une vie longue et misérable. Il est vrai qu'au chant XI de l'*Odyssée*, lorsqu' Ulysse le rencontre au royaume des morts, Achille pleure la lumière à jamais perdue du soleil et regrette son choix. Il préférerait, maintenant, être « valet de ferme au service d'un paysan pauvre » plutôt que roi parmi les morts. Platon reprend cette question en citant les vers d'Homère dans l'allégorie de la caverne au Livre VII de La République : vaut-il mieux une vie longue mais ignorante dans la caverne ou une vie solitaire et lumineuse dans la philosophie, mais au risque de perdre la vie comme Socrate ? L'idée que quelque chose peut valoir plus que la vie est elle aussi très ancienne : Antigone perdra sa propre vie, non pour sauver celle de son frère mais pour lui offrir une sépulture alors qu'il est mort. Il y a donc une « vie bonne » qui vaut plus que la vie.

De tous temps les philosophes, les écrivains comme Bentham, Mill ou Sidwick s'y intéressent. La première tentative de conceptualisation de la QDV eut comme point de départ la définition de la santé par l'Organisation Mondiale de la Santé (OMS) en 1947 : « un état de complet bien être physique, mental et social, et non pas seulement l'absence de maladie et d'infirmité ». Après la seconde guerre mondiale, la notion de QDV apparaît comme elle est actuellement entendue dans le langage commun. Dans les années 1960-1970 cette qualité de vie devient une préoccupation croissante des médecins cliniciens, praticiens de santé publique et des économistes de santé. Jusque dans les années 1970, il est fait référence en médecine au célèbre indice de Karnofsky[55]. Ce cancérologue américain imagina un indice mesurant les modifications de performances d'une personne atteinte de maladie ou d'infirmité en explorant avant tout son degré de dépendance. Cet outil de mesure, comme d'autres qui apparaîtront plus tard uniquement composé de symptômes ou d'effets secondaires (échelle OMS) n'est pas considéré comme un instrument d'évaluation de QDV. Dans les années 1980, se développe le concept de **QDV liée à la santé** en médecine. De façon pragmatique, différents auteurs ont proposé de restreindre la définition de la QDV aux aspects liés à la santé en explorant les principaux domaines qui la composent à savoir l'autonomie, les symptômes physiques, l'état psychologique, les relations sociales et matérielles, les activités de loisirs, la sexualité, l'image de soi. On parle alors de mesure de QDV liée à la santé. Les instruments sont composés de questions regroupées pour l'analyse en dimensions ou concepts, avec un score pour chaque dimension[64]. Il est admis par tous que c'est le sujet lui-même qui est le plus à même de parler de ce qu'il vit, et d'exprimer avec toute sa subjectivité le décalage entre ce qu'il souhaite et ce qu'il perçoit. C'est **l'aspect perceptuel de la QDV** qui émerge. Des outils psychométriques complexes naissent, évaluant ainsi le niveau de santé perçue. En 1981, le Sickness Impact Profile[65] (SIP) première mesure de référence restera pendant plusieurs années l'instrument le plus utilisé. Il sera adapté en langue française par Chwalow[66] en 1992. Il est apparu néanmoins que cette approche, si elle avait l'intérêt de prendre en considération le point de vue subjectif du patient, restait trop limitée. En 1995, le profil de la qualité de vie subjective ou PQVS de Dazord[67] tente de répondre à une grande partie du cahier des charges du questionnaire idéal mais son utilisation reste difficile.

---

[64] Leplège A. *Les mesures de qualité de vie*. Paris : PUF. Que sais-je, 3506, 1999
[65] Bergner MBR, Carter WB, Gilson BS *et al*. The Sickness Impact Profile: development and final revision of a health status measure. *Medical Care*, 1981,19, 8:787-805
[66] Chwalow A.J, Lurie A, Bean K, *et al*. A french version of the SIP. *Fundam Clin. Pharmacol*, 1992, 6: 319-326
[67] Dazord A. Evaluation de la qualité de vie subjective des patients à l'aide d'un questionnaire français : « Profil de Qualité de Vie Subjective (PVQS). *Recherche clinique et qualité de vie*, sous la direction de Jean-Paul Moatti. Médecine-Sciences Paris : Flammarion, 1996

En 1993, l'OMS propose une définition de la QDV mettant l'accent sur la perception qu'un individu a de sa place dans l'existence, dans le contexte de la culture et du système de valeur dans lequel il vit, en relation avec ses objectifs, ses attentes, ses normes et ses inquiétudes. Le concept de QDV étendu peut être influencé de manière complexe par la santé physique du sujet, son état psychologique et sa relation aux éléments essentiels de son environnement. Nous percevons immédiatement la variété des secteurs compris dans la QDV globale (de la possibilité de manger à sa faim jusqu'à celle de s'exprimer librement). La QDV devient un enjeu de taille : commercial dans les laboratoires pharmaceutiques où certains médicaments sont préférés à d'autres selon des critères de QDV, pédagogique dans les établissements scolaires où la QDV est un facteur éducationnel, social dans les entreprises où la QDV au travail peut rimer avec meilleure productivité. La QDV est un concept - ou notion générale- et la QDV en relation avec la santé n'est qu'un élément de cette prise de conscience .

Sans définition unique, sans consensus, quelle est la valeur la plus fondamentale pour un individu : une vie intellectuelle, une vie physique de qualité ? La QDV est une notion subjective, dynamique, variable selon la personne, selon les époques de sa vie, selon les cultures, les représentations et les pays. Rougemont, Directeur du Département de Santé de l'Université de Genève définit la QDV comme « la distance qui sépare les aspirations d'un individu de son vécu ». Pour Bley, antropologue-biologiste au CNRS, il s'agit d'un concept « au croisement du médical et du social, de la perception et de la mesure, de l'individuel et du collectif ». Nous percevons ici les limites étendues du concept. C'est pourquoi Hirsch[68] préfère parler de qualité d'une VIE. D'après lui, « la vie en tant que telle n'est respectable que dans l'humanité de la personne qui lui confère valeur et signification ».

3 - La qualité de vie liée à la santé : un concept dynamique et évolutif

Tout le monde parle de QDV, sans savoir vraiment définir ce concept équivoque. Une définition commune, non scientifique, est immédiate et globale. La difficulté réside dans le fait que la définition de la QDV est variable d'un individu à l'autre : chacun sait ce dont il s'agit mais personne ne s'entend pour la définir. La qualité de vie liée à la santé peut être définie par rapport aux besoins perçus par les patients. Chaque situation pathologique interfère de façon particulière avec la capacité des individus à satisfaire leurs besoins. Le point clé est alors de comprendre l'importance des besoins perçus par les patients, et non les besoins identifiés par les médecins. Plus large que l'idée de Sickness (la maladie du point de

---

[68] Hirsch E. Qualité de vie, qualité d'une vie. *La lettre de l'espace éthique*. Paris : AP-HP, 1998, 3-6

vue du malade) par opposition à Illness (la maladie du point de vue du médecin) la notion de QDV sous-tend la possibilité de mieux prendre en compte la perception par le patient de son propre état de santé. Calman[69] a proposé une modélisation du concept de QDV qui rend compte à la fois les difficultés de définition et de mesure de celui-ci (Fig.5).

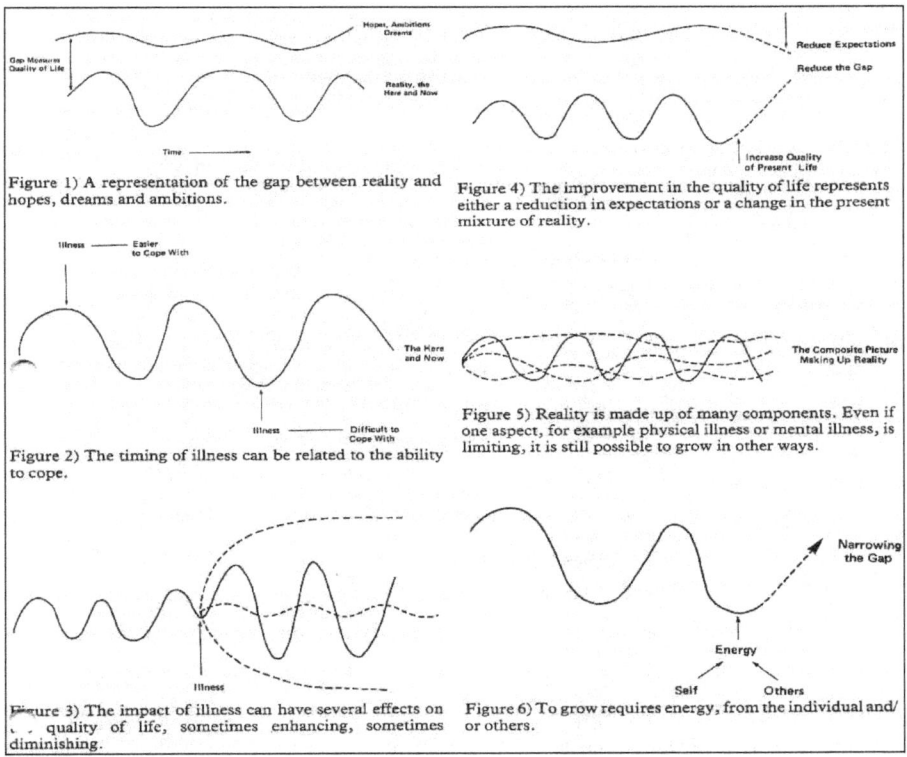

Figure 1) A representation of the gap between reality and hopes, dreams and ambitions.

Figure 2) The timing of illness can be related to the ability to cope.

Figure 3) The impact of illness can have several effects on quality of life, sometimes enhancing, sometimes diminishing.

Figure 4) The improvement in the quality of life represents either a reduction in expectations or a change in the present mixture of reality.

Figure 5) Reality is made up of many components. Even if one aspect, for example physical illness or mental illness, is limiting, it is still possible to grow in other ways.

Figure 6) To grow requires energy, from the individual and/ or others.

Fig 5 : D'après Calman in *Journal of medical ethics*, 1984, 10:124-127

---

[69] Calman KC. Quality of life in cancer patients-an hypothesis. *Journal of medical ethics*, 1984, 10:124-127

4 - QDV en cancérologie

Nul ne contestera qu'il soit raisonnable de s'interroger sur l'impact en termes de QDV des thérapeutiques antinéoplasiques. On peut se poser la question de la légitimité de certains traitements et des effets bénéfiques sur la QDV. La multiplication des interventions intrusives et des traitements avec pour corollaire des effets secondaires parfois lourds et invalidants, amène à s'interroger sur l'éventuelle « futilité » de certaines actions médicales. La pertinence de l'excellence technologique à tout prix est parfois mise en doute par le patient, battant en brèche le mythe du progrès médical continu et nécessaire. Les patients se comportent de plus en plus comme des consommateurs de santé avertis et souhaitent de ce fait être associés aux décisions les concernant. La multiplication des procès contre les médecins témoigne d'une « judiciarisation » de la médecine. Les mesures objectives de la QDV peuvent contribuer à la défense des professionnels médicaux contre les attaques sur l'objet des soins médicaux, le bien fondé des choix thérapeutiques et l'évaluation de leur réalisation.

L'explosion apparemment incontrôlée - incontrôlable ? - des dépenses de santé et la nécessité de maîtriser les coûts tout en maintenant une certaine qualité des soins, expliquent également l'intérêt pour les mesures de QDV (aspect économique).

5 -- Emergence croissante de la QDV liée à la santé

Une recherche sur le logiciel de référencement des publications médicales (Medline ™) avec les termes « quality of life » est convaincante : plus de 40000 articles comportent le mot-clé, dont une grande majorité date des années 1980-1990. En 1965, le nombre de citations sur la QDV est quasi nul dans la banque de données Medline. Les recherches sur la QDV se développent rapidement dans tous les domaines de la santé, comme en témoignent les nombreux travaux, théoriques et pratiques, dont elle fait l'objet aujourd'hui. Plusieurs revues lui sont entièrement consacrées, comme l'International and Interdisciplinary Journal for Quality of Life Measurement, la revue Quality of Life Research ainsi que plusieurs sites Internet : l'International Quality of Life Assessment[70] et l'International Society for Quality of Life Research[71]. Si l'intérêt pour la qualité de vie est établi dans d'autres domaines de la médecine depuis la fin des années 1970, force est de constater que dans le domaine de la cancérologie des VADS l'engouement est plus récent. Le nombre d'articles s'intéressant à la qualité de vie d'une façon ou d'une autre est timide jusque dans les années 1990. L'évolution

---

[70] International quality of life assessment. Disponible sur : http://www.iqola.org/
[71] International society for quality of life research. Disponible sur: http://www.isoqol.org/

est ensuite exponentielle avec pour l'année 2004, 98 articles publiés et indexés dans Medline. Les recherches ont été menées en utilisant les mots clés du MESH suivants : Head and Neck cancer and Quality of life (Fig 6). Le concept de QDV serait-il devenu un concept à la mode ?

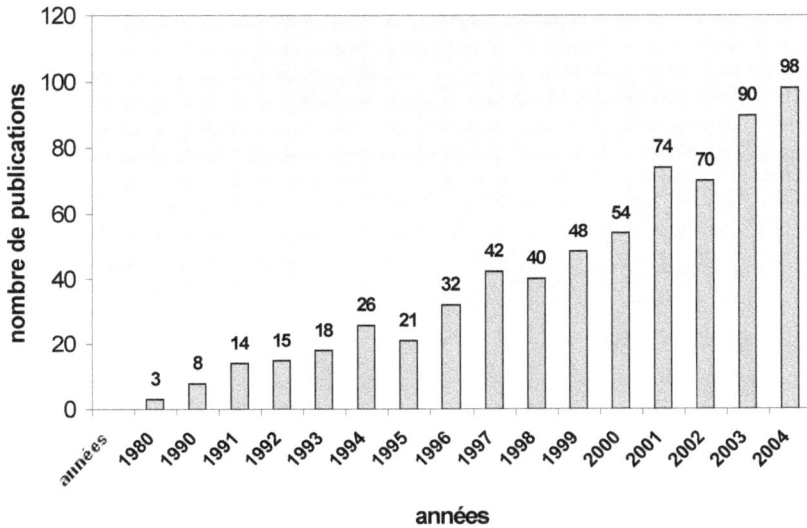

Fig 6 : Evolution nombre publication thématique : QDV et cancer VADS

Dépassons ce constat en tentant de comprendre ce récent engouement. Il peut s'expliquer par des changements d'orientation de la pratique médicale dans les dernières décennies. En effet, parallèlement aux progrès scientifiques considérables dans la seconde moitié du XX ème siècle, les médecins se sont trouvés confrontés à la prise en charge de pathologies chroniques et de cancers pour lesquels la guérison ne pouvait pas toujours être obtenue. Il importait alors de soulager les patients et de réduire les symptômes, améliorant par là même leur QDV. L'essor de l'intérêt porté à la QDV témoigne ainsi d'une certaine façon du fait que la démarche physiopathologique classique trouve ses limites dans la prise en charge de certains états pathologiques, étant incapable d'en assurer la guérison mais ne soustrayant pas pour autant les cliniciens de l'obligation de soins[72].

Pour conclure ce paragraphe, la QDV sera de plus en plus envisagée et dévisagée. En cela elle contribue à modifier le pouvoir, le savoir et le vouloir médical. Le patient n'accepte plus

---

[72] Letzelter N. *Les études de qualité de vie en ophtalmologie*. Th : Méd. : Lyon I, 2000

aujourd'hui d'être l'usager ou le « serviciable » du système de santé et d'obéir passivement quand le médecin ordonne, mais réclame davantage d'informations sur ce qui le concerne au premier chef. Il souhaite également que le clinicien le considère en tant que sujet et non en tant qu'un objet porteur d'une pathologie. Il désire être pris en considération dans son être, son projet de vie et veut participer aux décisions qui le concernent. L'évaluation de la QDV va dans le sens de cette évolution de nos sociétés occidentales.

6 - Généralités sur les instruments d'évaluation de QDV

Pour effectuer des études de QDV, il est nécessaire de disposer d'instruments. Les entretiens psychologiques conduiraient à une synthèse des aspects multidisciplinaires de la QDV mais ils s'avèrent difficilement quantifiables et reproductibles pour de multiples raisons (disponibilité du psychologue, subjectivité liée à celui qui conduit l'entretien,…). Les instruments de QDV consistent en des questionnaires explorant des domaines (état physique, psychique,…) en proposant des items (questions spécifiques), auxquels le patient répond de façon binaire (oui/non), ou non (pas du tout /un peu /assez bien / bien / sans problèmes). Il est possible également d'utiliser des échelles visuelles analogiques. Ces questionnaires peuvent être auto administrés (le patient répond aux questions sans intervention extérieure), ou administrés par l'enquêteur, qui peut être un médecin, une infirmière ou tout autre personne participant à l'étude. L'étape suivante consiste en l'exploitation statistique des données de chaque questionnaire, et donne lieu à l'établissement de scores dans chacun des domaines explorés, puis à un score global.

7 - Méthodologie de mise au point des instruments de qualité de vie

Le développement d'une échelle de QDV est un processus complexe qui nécessite en général plusieurs années de travail et résulte pratiquement toujours d'une approche multidisciplinaire, impliquant des médecins, des statisticiens, des sociologues, voire des linguistes, des sémiologues, mais également un grand nombre de patients, sans lesquels aucune échelle ne pourrait voir le jour. Une méthodologie rigoureuse est indispensable dès les premières étapes du développement afin d'obtenir un instrument fiable et valide. Les différentes étapes sont exposées sous forme de tableau (Fig.7).

Dans un premier temps il est nécessaire de définir la finalité de la future échelle de QDV, c'est à dire les concepts que l'on souhaite étudier par cet instrument, ainsi que la population à laquelle s'adresse l'étude (critères démographiques, sociaux et surtout médicaux) . Cette première phase est destinée a produire une série de questions en direction de la population cible. Elle implique une revue de littérature, une recherche bibliographique, travail facilité actuellement par l'utilisation de bases de données informatiques médicales et scientifiques (Medline, Psychinfo, Embase, et Web of Science). Des entretiens semi dirigés sont menés par les professionnels de santé en direction des patients. Il en résulte une analyse qualitative et quantitative des différents contenus résultant des recherches bibliographiques et des entretiens. La combinaison des résultats permet de générer une série de questions.

La deuxième phase aboutit à la construction d'un questionnaire provisoire. La troisième phase a pour objectif de pré-tester le questionnaire sur des patients et d'évaluer son acceptabilité et sa relevance. Il en résulte des modifications de fond et de forme aboutissant au questionnaire définitif faisant suite à différentes réunions de concertation des concepteurs.

La quatrième étape est caractérisée par l'exploitation et conduit à des critiques, des corrections, puis à une traduction pour diffusion à d'autres pays en vue d'une utilisation plus large, voire universelle.

Phase 1	Phase 2	Phase 3	Phase 4
Production des items en direction d'une population « cible »	Construction d'un questionnaire provisoire	Validation psychométrique	Traduction pour diffusion à d'autres pays
- littératures - experts - entretiens	Pré-étude clinique et statistique	Etude clinique et statistique : - fiabilité - validité	Exploitation en clinique : - critères - traductions - diffusion

Fig 7: Schématisation des principales étapes du développement d'une échelle de QDV

8 - Propriétés psychométriques d'une échelle de QDV

L'étude des propriétés psychométriques d'une échelle de QDV fait partie intégrante de son développement, mais marque aussi son entrée dans le champ des applications cliniques. C'est en quelque sorte son acte de naissance puisqu'au terme de cette étude elle donne généralement lieu à une publication médicale. Les propriétés psychométriques d'une échelle de QDV se définissent par l'ensemble des propriétés bio statistiques permettant d'en évaluer la qualité. Pour cette évaluation il est procédé à l'administration du questionnaire à une population test différente de celle qui a été mise œuvre pour la réduction des items. Plusieurs critères sont ainsi évalués telle que la validité, la fiabilité, la sensibilité aux changements de l'échelle.

A - La validité de l'échelle peut être définie comme l'aptitude de l'échelle à mesurer ce qu'elle est supposée mesurer. Elle permet d'interpréter une mesure, un score ou le résultat d'un test. Il est fondamental d'avoir à l'esprit la relativité de la validité. La construction de toute échelle implique des choix arbitraires en ce qui concerne les phénomènes observés, leur importance relative et les modes de quantification. Ces choix sont déterminés en fonction des concepts et des objectifs de l'étude en question. L'évaluation de la validité implique de nombreux jugements et cette complexité explique qu'une seule méthode de mesure ne soit pas disponible et suffisante. Classiquement cinq grands types de validité sont pris en compte :

- *La validité de contenu* : s'assurer qu'un instrument de mesure a une bonne validité de contenu revient à préciser si les questions correspondent bien aux objectifs poursuivis. Elle se réfère aux jugements que peuvent porter plusieurs observateurs, experts dans le domaine étudié, pour savoir si on répond bien au problème posé.
- *La validité perçue (« face validity »)* : c'est la compréhension et l'acceptation du questionnaire par les patients. Il faut savoir ce que le sujet pense à propos de ce que l'échelle teste.
- *La validité de structure* : c'est ce que pensent les experts, leur jugement théorique sur la structure de l'échelle. Les experts utilisent l'analyse factorielle. Par exemple, de 120 items, ils sortent une dimension de 20 items.
- *La validité concourante* : elle consiste à comparer les mesures d'un test avec un autre test ou une variable censée refléter la dimension établie, mais externe, c'est à dire différente du test. Elle évalue la correspondance des mesures entre différents instruments et non pas une prétendue valeur intrinsèque de l'instrument.
- *La validité de prédiction* : elle correspond au fait que les résultats d'un test explorant une dimension doivent permettre de prédire une conséquence de la dimension étudiée.

B - La fiabilité d'une échelle se définit par les résultats comparables obtenus avec celle-ci dans des situations comparables. Ainsi, en situation de stabilité de l'état de santé, des mesures successives effectuées à l'aide d'un instrument doivent conduire à des résultats similaires ou très proches. De nombreuses méthodes d'analyse statistique permettent d'estimer le degré de reproductibilité et de dispersion des mesures. Lorsque les données recueillies l'ont été au cours d'une étude transversale, on étudie la cohérence interne qui est la propriété selon laquelle les items mesurant le même attribut produisent des scores fortement corrélés. Lorsque les dimensions étudiées comportent plusieurs questions, la cohérence interne de la moyenne des questions qui les composent est appréciée par le calcul du *coefficient alpha de Cronbach*[73] qui varie de 0 à 1. La valeur de ce coefficient dépend du nombre de questions (plus le nombre de question est grand, plus le coefficient est élevé) et de leur covariation. Le coefficient de corrélation intra-classe est parfois recommandé pour estimer la fiabilité de préférence au coefficient alpha de Cronbach[74].

C - La sensibilité au changement est une propriété distincte du pouvoir discriminant et correspond à la capacité d'un instrument à objectiver des variations perceptibles. C'est la capacité à mettre en évidence des modifications. Ces variations peuvent être spontanées, du fait de l'évolution naturelle de la maladie, ou provoquées par les thérapeutiques. Savoir quelle est la sensibilité au changement d'une échelle donnée permet une meilleure planification des études (taille des échantillons). Elle constitue à ce titre une propriété fondamentale puisqu'une sensibilité insuffisante peut conduire à conclure à tort à une inefficacité de stratégie évaluée.

La sensibilité est très liée à la fidélité de l'évaluation. Une échelle est sensible si elle donne des résultats nettement différents d'un individu à l'autre, selon ses caractéristiques propres. Elle reflète la capacité de l'instrument à produire des scores qui permettent de distinguer des individus dont la QDV a changé, de ceux qui sont restés identiques.

En conclusion des aspects métrologiques, la construction d'une échelle est un travail fastidieux et rigoureux, de longue haleine (10 années en moyenne). L'expérience montre que certaines échelles sont conçues sans analyse statistique et sont inutilisables car trop qualitatives. En revanche, il existe aussi des échelles conçues de manière très statistique mais n'ayant rien à voir avec la réalité.

9 - Instruments génériques et échelles de QDV non spécifiques d'une pathologie

Les instruments génériques ont été conçus afin de servir d'indicateurs sur l'état de santé et sur la qualité de vie, en se rendant indépendant de la pathologie étudiée, de son degré de sévérité, du traitement et du profil des patients (âge, sexe, origine ethnique,…) permettant ainsi des comparaisons entre des pathologies très différentes. Ces échelles, dont les plus connues et utilisées comme le SIP et le SF-36 sont parmi les plus anciennes et ont su faire la preuve de leur fiabilité dans de nombreux domaines de la médecine. Si l'avantage de ces instruments est

---

[73] Cronbach L.S. Coefficient alpha and the internal structure of test, *Psychometrika*, 1951, 16, 297

[74] Chwalow J. Les questionnaires : élaboration et validation. *Qualité de vie et évaluation économique en cancérologie*. Schraub S, Mercier M. Paris : Éditions de l'École Européenne d'Oncologie d'Expression Française 1996, 49-54

leur quasi universalité, leur inconvénient majeur consiste en un manque de sensibilité pour la mesure des changements subtils de la QDV pour des pathologies précises, du fait de l'absence d'exploration spécifique de certains aspects. Dans ce chapitre descriptif, nous avons privilégié les échelles génériques les plus usitées et ayant donné lieu à des publications. Notre absence d'exhaustivité s'explique par le nombre impressionnant d'échelles (plus de 800 dénombrées).

A - Indice de Karnofsky

Créé en 1949 par un cancérologue américain[55], cette échelle évalue de 10 en 10 avec des extrêmes de 0 à 100, les répercussions sur le plan général des chimiothérapies anti-cancéreuses (Fig.8). Pour beaucoup d'auteurs, il constitue plus un indice qu'une véritable échelle de QDV puisqu'il mesure un index de « performance ».

Etat général	Index de Karnofsky
Normal, pas de douleur Aucun signe de la maladie	100
Possibilité de mener une activité normale : signes ou symptômes mineurs de la maladie	90
Possibilité de mener une activité normale avec efforts. Quelques signes ou symptômes de la maladie	80
Incapacité de mener une activité normale ou de travailler	70
Nécessité d'une aide occasionnelle	60
Nécessité d'une aide importante et assistance médicale	50
Incapacité : nécessité de soins spéciaux et d'assistance	40
Incapacité sévère nécessitant l'hospitalisation	30
Grabataire	20
Phase terminale	10
Décès	0

Fig 8 : Indice de Karnofsky

B - Le SIP ou Sickness Impact PROFILE

Il s'agit de l'un des plus anciens questionnaires de QDV générique, mis au point par Bergner[65] et ses associés dans les années 1970, dans le but de mesurer les répercussions de pathologies dans 12 domaines de l'état de santé, qui sont : sommeil et repos, alimentation, loisirs, travail, tâches ménagères, déplacements, mobilité, soins du corps, vie sociale, comportement émotionnel, vivacité et communication. Il est constitué de 136 items, peut être auto-administré ou administré par l'enquêteur ou même un proche du patient. Chaque réponse nécessite une réponse binaire, et est pondérée pour établir un score par domaine permettant ensuite le calcul d'un score global. Les différentes catégories sont regroupées pour donner un score « physique » et un score « psychosocial ». Plus le score est élevé plus l'état de santé est altéré. Ce questionnaire anglo-saxon est surtout axé sur l'aspect comportemental du retentissement des pathologies. Ses avantages découlent d'une riche expérience clinique, de son utilisation dans différents domaines de la pratique médicale et également de sa disponibilité dans plusieurs langues. Il a été adapté et traduit en Français par Chwalow[66] et ses collaborateurs. Ses inconvénients sont de deux ordres : la longueur de mise en oeuvre (20 minutes) et une demande de concentration importante de la part du patient.

C - EuroQol 5D

Il s'agit d'une échelle de QDV européenne très simple, d'administration très rapide puisqu'elle ne comporte que 5 items représentant 5 dimensions (mobilité, soins de soi, activités usuelles, douleurs et inconfort, anxiété et dépression)[75,76]. Elle donne lieu à l'établissement d'un score (1 : pas de problème, 2 : problèmes modérés, 3 : problèmes sévères) sous forme de 5 chiffres consécutifs correspondants aux 5 réponses. Cette première partie de l'échelle est appelée « EQ-5D descriptive system », et est complétée par une échelle visuelle analogique, dénommée » EQ-5D VAS », qui est une ligne de 20 cm, graduée de 0 à 100, où le patient doit indiquer comment il évalue son état de santé actuel, 0 étant le pire état possible et 100 le meilleur.

---

[75] EuroQol 5D : Disponible sur : http://www.euroqol.org
[76] Brooks RG, Jendteg S, Lindgren B, *et al.* EuroQol:health-relates Quality of life measurement. *Health Policy*, 1991, 18(1):37-48

D - SF-36, ou " Short-Form 36 Heath survey "

Développé dans les années 1980 aux Etats-Unis, dans le cadre d'une étude plus large, la « MOS » ou Medical Outcome Study, le SF36[77] est une échelle générique de mesure de QDV axée sur la perception par le patient de son état de santé, intégrant à la fois des données sur la subjectivité des patients mais également des axes plus comportementalistes. Elle comporte 36 items, explorant 8 domaines différents : activités physiques, limitations liées à l'état physique, douleurs physiques, vie sociale et relationnelle, santé psychique, limitations liées à la santé psychique, vitalité, santé générale. Il peut être auto-administré ou administré par enquêteur, par entretiens, ou par téléphone. Les réponses sont dichotomiques pour certaines questions, et en 3 à 6 points pour les autres. Il n'est pas calculé de score global mais des scores par dimension, grâce à un algorithme développé par composant (score de santé physique, score de santé psychique). La fiabilité et la validité du SF-36 sont jugées bonnes, sa mise en oeuvre est fréquente dans de nombreuses études internationales[78]. Il est de plus appliqué à de nombreux contextes pathologiques.

E - MOS-20 Medical Outcome Study

Dérivant du SF-36 dont il constitue une forme abrégée, il comporte 20 items explorant 6 domaines de la QDV liée à la santé. Ces domaines sont les suivants : activité physique, vie relationnelle, vie sociale, santé psychique, perception de l'état de santé et douleurs physiques. Il peut être administré par enquêteur ou auto-administré et l'un de ses avantages évidents est la brièveté d'administration (cinq minutes). A l'instar du SF-36, il donne lieu au calcul de scores par domaine, mais ne permet pas de calculer un score global. Un article original publié par Stewart et ses collaborateurs en 1988 relate toutes les propriétés psychométriques qu'ils jugent bonnes, avec fiabilité et validité satisfaisantes[79].

F - SWED-QUAL ou Swedish Health-related Quality of Life Survey

Cette échelle générique d'origine suédoise, mais également disponible en anglais, a pour objectif d'évaluer la QDV liée à la santé dans la population générale. Initialement développée en 1993, elle est basée au même titre que le SF-36, sur les travaux de la Medical Outcome

---

[77] SF-36: Disponible sur : http://www.SF-36.org
[78] Ware JE, Sherbourne CD. The MOS 36-items, Short-Form Health Survey (SF36). *Medical Care*, 1992, 30, 473-483
[79] Stewart AL, Hays RD, Ware JE. The most short –form general health survey. *Medical care*, 1988, 26(7):724-735

Study. Le SWED-QAL comporte 67 items et explore les domaines suivants : santé physique, mobilité, satisfaction vis à vis de la santé physique, sommeil, douleurs, limitations liées à la santé physique, limitations liées à la santé psychique et émotionnelle, santé générale perçue, vie familiale, et comprend également des questions relatives à la sexualité. Chacune de ces 67 questions nécessite une réponse graduée en 4 ou 5 points. Le score, sur 100, est obtenu par domaine, et il n'y a pas de score global. Un score élevé indique une bonne condition. Ce questionnaire peut être auto-administré ou adressé par voie postale. Ses propriétés psychométriques semblent bonnes, en particulier une fiabilité et une validité correctes[80].

G - WHOQOL ou World Health Organisation Quality Of Life

Cette échelle comme son nom l'indique a été développée par l'OMS et est disponible en deux versions, l'une comportant 100 items dénommée WHOQOL-100 et la seconde, le WHOQOL-BREF en comportant 26. L'intérêt majeur de cette échelle est son développement dans le cadre d'une collaboration internationale entre 15 centres répartis dans le monde entier, et sa mise au point dans l'optique d'une universalité permettant de limiter les biais culturels. Dans sa version complète elle explore 6 domaines : la santé physique (comportement, énergie et fatigue, douleur et inconfort, repos et sommeil), la santé psychique (image corporelle et apparence, sentiments négatifs et positifs, estime de soi, pensée, apprentissage, mémoire et concentration), niveau d'indépendance (mobilité, activités de la vie quotidienne, dépendance vis à vis des médicaments ou d'aide médicale, capacité de travail) relations sociales (relations personnelles, entraide sociale, activité sexuelle), environnement (ressources financières, liberté et sécurité, accessibilité et qualité du système de soins, environnement domestique, propension à s'informer et à se former, loisirs, environnement physique (pollution, bruits, circulation, climat, transport) et enfin la dimension spirituelle et les croyances personnelles. Il en existe actuellement une vingtaine de versions en différentes langues. Cette échelle présente l'avantage de la modularité, puisque l'OMS développe des modules additionnels permettant ainsi de s'adresser à des pathologies précises (cancer, maladies infectieuses, etc.)[81]. Cette échelle est consultable et disponible sur un site Internet[82] et comme beaucoup d'autres échelles, son utilisation est soumise à un accord réglementaire d'utilisation (copyright).

---

[80] Brorsson B, Ifver J, Hyas RD. The Swedish Health-Related Quality of life survey. *Quality of Life Research*, 1993, 28(1):33-45
[81] WHOQOL Group. The world Health Organisation quality of life assessment: development and general psychometric properties. *Social Science and Medicine* , 1988, 46(12):1569-1585
[82] WHOQOL-100. Disponible sur :http://www.who.int/msa/mnh/mhp/documents/WHOQOL-100

10 - Instruments génériques de la QDV en cancérologie

Les cancérologues et les psychométriciens ont développé des auto-questionnaires adaptés à la maladie cancéreuse comprenant un nombre de questions suffisant pour l'exploration des divers aspects de la QDV, mais pas trop longs afin de ne pas lasser le malade. Ces questionnaires ont été mis au point dans différents pays d'Amérique de Nord et d'Europe, notamment les Pays Bas, la France, l'Italie et la Suisse. L'introduction de la mesure de la QDV dans les essais thérapeutiques multicentriques a contribué au développement d'instruments internationaux. Certains outils émergent et s'imposent en Amérique du Nord comme le FLIC[83] (Functionnal Living Index Cancer), puis le FACT[84] (Functionnal Assessment Cancer Treatment) alors qu'en Europe le questionnaire EORTC QLQ-C30[85] mis au point par l'Organisation Européenne de Recherche de Traitement du Cancer supplante littéralement les questionnaires nationaux européens. Les questionnaires FACT et QLQ-C30 sont constitués d'un questionnaire central explorant les dimensions générales de la QDV et de modules spécifiques des différents organes ou symptômes. Ces questionnaires ont été mis au point pour la plupart en langue anglaise. Il a été de ce fait nécessaire d'en faire une adaptation culturelle en français, ce qui requiert une méthodologie rigoureuse, de façon à s'assurer chez les patients de culture française que la fiabilité et la validité du questionnaire traduit sont maintenues. Le tableau présente les principaux questionnaires disponibles en langue française avec les domaines explorés et les modules disponibles. Les questionnaires FACT et EORTC et leurs modules spécifiques sont actuellement les plus utilisés en recherche et de ce fait rencontrés dans la littérature scientifique, ce qui a motivé notre choix pour ces deux outils dans la seconde partie de notre travail.

---

[83] Schipper H,Clinch J, Murray MC *et al*. Measuring the quality of life of cancer patients.The Functionnal living index cancer:development and validation. *J Clin Oncol* , 1984, 2:472-483

[84] Cella DF,Tulsky DS, Gray G *et al*.The functionnal Assessment of cancer Therapy scale: development and validation of the general mesure. *J Clin Oncol* , 1993, 11:570-579

[85] Aaronson NK, Ahmedzal S, Bergman B *et al*. The European Organization for Research and Treatment of Cancer QLQ C-30 : a quality of life instrument for use in international clinical trials in oncology. *J Natl Cancer Inst* , 1993, 85:365-376

Instrument spécifique de la pathologie cancéreuse	Nombre d'items	Dimensions explorées
FLIC (Schipper H, 1984)	22	Physique, psychologique, relation avec l'entourage
EORTC QLQ-C30 (Aaronson, 1993)	28 + 2	15
		5 échelles fonctionnelles et 9 échelles symptomatiques + 1 échelle de santé globale
+ modules :	entre 13 et 38	
Sein, poumon, voies aéro-digestives supérieures (VADS) œsophage, côlon-rectum, tumeur cérébrale, estomac, prostate	selon les modules	Physique, social, cognitif, fonctionnement personnel et psychologique, état de santé global, fatigue, nausée, vomissement, douleur, dyspnée, insomnie, appétit, constipation, diarrhée, problèmes financiers
FACT G3 (Cella DF, 1993)	29 + 5	5
+ modules :		Physique, familial et social, rapport avec les médecins, bien-être psychologique, bien-être émotionnel
sein, tumeur cérébrale, côlon, col utérin, œsophage, VADS, bronches, ovaires, prostate, pancréas, anémie, fatigue...	entre 7 et 20 selon les modules	
		4
FACIT	27	idem FACT G3 sans le rapport avec les médecins
Mac Gill QLQ soins palliatifs (Robin Cohen S, 1997)	16 + 1	5
		symptômes physiques, bien-être physique, bien-être psychologique, bien-être existentiel, et soutien

Fig 9 : Auto-questionnaires principaux en langue française utilisés chez le malade cancéreux

11 - Instruments spécifiques en cancérologie des VADS

Les tumeurs des VADS et leur traitement engendrent un grand nombre de symptômes qui vont retentir sur les différentes dimensions de la QDV. On dispose à l'heure actuelle de plusieurs questionnaires spécifiques de cette localisation tumorale ou des effets des traitements et en particulier de la radiothérapie. Des modules spécifiques viennent donc s'adjoindre aux questionnaires génériques à l'exemple du module H&N 35 de l'EORTC relié au questionnaire générique EORTC QLQ-C30 et du module FACT-HN en relation avec le FACT G. Les principaux questionnaires spécifiques disponibles en cancérologie des VADS sont présentés dans le tableau ci-après (Fig.10).

	Nom	Questionnaire générique	Adaptation trans-culturelle	Domaines explorés
Questionnaires spécifiques des VADS	EORTC QLQ-H&N 35 FACT-H&N	QLQ-C30	OUI	Douleur Déglutition Goût / odorat Parole Manger en public Vie sociale Sexualité Xérostomie + échelles mono-item
	UW-QOL	-	NON	Douleur Apparence Activité Loisirs Emploi Mâcher Avaler Paroles Epaules
	Q-VADS	QLQ-C30	NON	Douleur, déglutition, phonation, mastication, vie sociale
	PSS-HN	-	NON	Alimentation normale Manger en public Parole compréhensible
	HNQOL	-	NON	Communication Manger Douleur Vie psychique
Questionnaires spécifiques de la radiothérapie	HNC Radiotherapy questionnaire	-	NON	Cavité buccale Peau Energie Gorge Digestion Vie psychique et sociale
	QOL-RTI/HN	QOL-RTI	NON	Fonction Vie psychique QDV globale Gorge Famille/situation socio-économique

Fig 10 : Questionnaires spécifiques de QDV en cancérologie des VADS

Les abréviations utilisées dans le tableau précédent (Fig.10) correspondent aux différents questionnaires spécifiques des VADS :

UW-QOL : University of Washington-quality of life questionnaire[86]

Q-VADS : Auto-questionnaire de QDV spécifique des VADS mis au point par Schraub, Mercier, Eschwège, Lefebvre, Vrousos et Barthod.[87]

PSS-HN : Performance status scale-head and neck[88]

HNQOL : Head and neck quality of life[89]

HNC : Head and neck cancer radiotherapy[90]

QOL-RTI/HN : Quality of life radiation therapy instrument/head and neck[91]

La qualité de vie évolue fortement dans le temps entre le moment du diagnostic, le traitement (effets secondaires aigus), la première année (séquelles et adaptation) et les années suivantes. Le terme de « survivants à long terme » est employé en cancérologie des VADS pour les patients adaptés aux séquelles des thérapeutiques et dont la maladie est contrôlée depuis plusieurs mois[92]. La complémentarité des questionnaires génériques et spécifiques est particulièrement bien illustrée dans ce domaine de la cancérologie. Cependant, ces questionnaires bien que spécifiques n'explorent pas de façon aussi exhaustive qu'on le souhaiterait la QDV : il existe une place non négligeable pour des items proposés par le patient lui-même, en particulier pour les survivants à long terme.

12 - Evaluation de QDV en recherche clinique

Tous les types de cancer n'ont pas bénéficié de progrès spectaculaires. Certains sont même restés sans traitements efficaces. La question se pose alors : faut-il administrer un traitement avec une toxicité sévère pour le malade, quand le gain en efficacité est faible et ne fait que prolonger la survie de quelques mois ? Dans le contexte de la recherche, en 1988, la loi Huriet-Sérusclat introduit le devoir d'information et le consentement libre et éclairé du patient avant de l'inclure dans un protocole thérapeutique. La QDV prend ainsi la place qui lui revient en recherche clinique. Le mouvement démarre en ce sens dans tous les pays peu avant

---

[86] UW-QOL. Disponible sur: http://www.proqolid.org/public/UW-QOL
[87] Schraub S, Mercier M, Eschwège F, *et al*. Mise au point d'un auto-questionnaire de qualité de vie spécifique des tumeurs des voies aéro-digestives supérieures. *Rev. Epidém. et Santé Publ.*, 1996, 44:346-357
[88] List MA, D'Antonio LL, Cella DF *et al*. The performance status scale for head and neck cancer patients and the functional assessment of cancer therapy Head and Neck scale. A study of utility and validity. Cancer, 1996, 1, 77 :2294-2301
[89] HNQOL. Disponible sur : http://www.med.unich.edu/oto/scoring
[90] HNC. Disponible sur : http://www.jco.org/
[91] QOL-RTI/HN. Disponible sur : http://chcr.brown.edu/pcoc/quality
[92] Gotay CC, Moore TD. Assessing quality of life in head ans neck cancer. *Qual Life Res,* 1992, 1:5-17

1990. En Europe, le groupe de travail de QDV de l'European Organisation Research for Treatment of Cancer (EORTC) initie en 1986 un projet de développement d'une échelle utilisable pour toute localisation cancéreuse : l'actuel QLQ-C30. En France, à la même époque, Schraub[93] introduit l'évaluation de la QDV dans les études cliniques en cancérologie avec la Société Française du Cancer. En 1990, aux Etats-Unis, le National Cancer Institute (NCI) constitue un atelier de travail pour définir la place à accorder à l'évaluation de la QDV au sein des études cliniques en cancérologie. En Angleterre, en 1993, le Medical Research Council (MCR) en accord avec le ministère de la Santé demande que les essais cliniques comportent les évaluations de QDV et les coûts de santé. En France, le ministère de la Santé intègre l'évaluation de la QDV dans le programme hospitalier de la recherche clinique en 1995. Toutes ces évolutions témoignent du souci éthique des médecins, des acteurs de santé, afin d'assurer des conditions de vie visant à protéger le bien-être de l'individu, sa qualité de vie dans le contexte de la recherche clinique.

La place à accorder à l'évaluation de la QDV en recherche clinique est discutée. Une évaluation de routine est à écarter, parce que la QDV est un phénomène subjectif, délicat à mesurer, et que son évaluation augmente les coûts de l'étude en temps et en argent, sans oublier l'aspect intrusif de la démarche[94]. En revanche, dès lors qu'elle apporte une aide substantielle à la décision dans le choix des traitements curatifs ou palliatifs, ou des interventions nécessaires à la réinsertion sociale du malade, elle constitue un critère de jugement qui doit figurer dans l'étude. Dans tous les cas, l'évaluation de QDV doit profiter au malade. Il faut s'interroger sur le but réel de cette évaluation comme le dit Pocock[95] « est-ce uniquement pour mettre la cerise sur le gâteau ? ».

La QDV est appréciée dans les essais de phase III ayant pour objectif le choix entre deux stratégies thérapeutiques. La QDV est ainsi un critère associé aux critères d'efficacité classiques. Une indication pertinente concerne les essais d'équivalence, où une diminution de la toxicité des traitements est attendue et donc une amélioration de la QDV[96]. Une autre indication est représentée par l'étude des nouveaux traitements dont on espère un gain modeste en efficacité, au prix d'une détérioration possible de la QDV du malade. Certains auteurs comme Osoba[97] considèrent que l'étude de la QDV devrait être incluse pour tous les essais de phase III en cancérologie ; d'autres ont une approche plus pragmatique et conseillent

[93] Schraub S, Mercier M, Turkeltaub E, *et al*. Mesure de la qualité de vie. *Bull Cancer*, 1987, 74 :297-305
[94] Rodary C, Leplège A, Hill C: Evaluation de la qualité de vie dans la recherche en cancérologie. *Bull Cancer*, 1998, 85(2):140-148
[95] Pocock SJ : A perspective on the role of quality of life assessment in clinical trials. *Control Clin Trials* , 1991, 2:257S-65S
[96] Editorial quality of life and clinical trials. *Lancet* , 1995, 346:1-2
[97] Osoba D : The quality of life committee of the clinical trials goup of national cancer institute of canada. *Quality of life research* , 1992, 1:211-218

l'inclusion de l'étude de QDV lorsque celle-ci devient le critère principal de jugement. L'évaluation de la QDV au cours des essais en cancérologie ne cesse d'augmenter depuis 1980. Cependant l'évaluation de la QDV est disparate au niveau de ses modalités de mise en oeuvre, rendant les analyses difficiles. Comme le soulignent les travaux de Tuech[98] « l'Evidence based quality of life » est encore loin.

Au cours des essais de phase II, l'évaluation de la QDV ne semble pas justifiée en dehors des essais randomisés ou étudiant l'efficacité d'un traitement lourd. Dans ce dernier cas cela va permettre de choisir les dimensions de QDV à prendre en compte pour un essai de phase III ultérieur et ainsi d'anticiper une éventuelle prise en charge médicale et psychologique.

Les laboratoires pharmaceutiques ont néanmoins compris tout l'intérêt qu'ils pouvaient tirer des évaluations de qualité de vie et les incluent dans leurs essais, espérant un plus, notamment dans les situations palliatives.

13 - Evaluation de la QDV en pratique clinique (recherche exclue)

L'utilisation en pratique de soins des échelles de QDV est imaginée en 1996 par Ravazi[99]. Cette expérience se répand aujourd'hui grâce à l'utilisation rapide des résultats par un système informatique utilisant un logiciel et un écran tactile permettant une décision thérapeutique au lit du malade. Des essais randomisés sont d'ailleurs en cours afin d'apprécier si les informations fournies par les questionnaires de QDV peuvent servir à mieux orienter les soins. L'évaluation de la QDV en pratique traduit le souci du praticien d'être plus proche de son patient et de tenir compte de ses souhaits thérapeutiques.

14 - Les paradoxes de l'évaluation de la QDV

La recherche en matière de QDV revêt toujours des finalités pragmatiques. Il s'agit de collecter des données fiables permettant de juger de la pertinence des interventions médicales. La normativité en médecine conduit au développement de tels outils. La quantification de la qualité intéresse tout autant les politiques que les éthiciens, les économistes, les chercheurs en sciences sociales. Pour autant, œuvrer pour la QDV ne signifie pas forcément l'améliorer. En l'invoquant - et pour des raisons très souvent raisonnables ou compréhensibles - nous pouvons en arriver à des pratiques médicales éloignées des besoins fondamentaux des

---

[98] Tuech JJ. *Utilisation de la qualité de vie dans les essais de phase III en cancérologie : qualité méthodologique et éthique.* Mémoire de DEA, Paris, Université Paris 5, 2002
[99] Ravazi D. L'évaluation de l'impact psychologique de la maladie cancéreuse. *Qualité de vie et évaluation économique en cancérologie.* Schraub S, Mercier M . Paris: École Européenne d'Oncologie d'Expression Française, 1996, 77-84

personnes concernées : ce sont là ce que nous conviendrons d'appeler « les paradoxes de la QDV ». Plusieurs facteurs recensés par Loew[100] favorisent ces paradoxes de la QDV:

- le décalage entre la QDV « objective» et la perception qu'a le patient de sa propre QDV peut aboutir à un paradoxe thérapeutique. L'âge avancé favorise ainsi le décalage dans les échelles de valeurs qui augmente avec la différence de génération entre soigné âgé et soignants. Pour une personne âgée, cela peut être normal de souffrir à cet âge, alors que nos exigences à nous sont plus élevées. Une étude a révélé que la proportion de personnes âgées se considérant en bonne santé ne diminue pas à un âge plus avancé[101]. La capacité à accepter leurs handicaps influence fortement l'évaluation subjective de leur santé. La capacité d'adaptation du patient contribue à faire en sorte que celui-ci va finalement tolérer ce qui lui paraissait antérieurement intolérable.
- La dépendance vis à vis des autres peut se manifester dans plusieurs domaines, tels la dépendance physique, la dépendance psychique, la dépendance économique, la dépendance affective, ou plus particulièrement à l'hôpital, la dépendance vis à vis d'une équipe interdisciplinaire. La dépendance conduit l'individu à une situation où il est plus difficile de défendre son point de vue. Ainsi le risque est maximal quand les valeurs professionnelles des paramédicaux ou des médicaux prennent le pas sur les valeurs de la personne. Le pouvoir médical peut aussi s'exercer insidieusement par le biais de l'équipe interdisciplinaire qui se comporte comme un groupe de pression. Cette inégalité de pouvoir est aggravée par l'état de maladie, par la fragilité physique et psychique. Le pouvoir réel de décision de la personne malade est réduit, ses choix de vie se restreignent, il ne lui reste plus que la résignation ou la révolte.
- Un comportement « hospitalocentrique », ignorant les contextes domiciliaire, familial, peut être à l'origine de biens des énergies gaspillées par les soignants qui ne parviennent pas à accepter une QDV différente. Ainsi une personne non compliante à une thérapeutique peut voir son retour à domicile freiné.
- La mauvaise communication avec le malade ne favorise pas le consensus thérapeutique.

Tous ces facteurs recensés peuvent se conjuguer et aboutir à un cas manifeste de paradoxe de QDV. Les stratégies permettant d'éviter un tel paradoxe sont basées sur :

---

[100] Loew F, Schnarenberger Cl, Rapin Ch.-H. Quand la recherche de la qualité de vie crée des paradoxes thérapeutiques ou quelques paradoxes de la qualité de vie. *Méd et Hyg*, 1994, 52 :2448-2453
[101] Svanborg A, Sixt E, Sundh V *et al*. Subjective health in relation to aging and disease in a representative sample at ages 70, 75 and 79. *Compr Gerontol*, 1988, 2:107-113

- la communication qui doit favoriser l'expression par le malade de ce qui est important pour lui, de ses espoirs et de ses attentes, donc de sa QDV subjective.
- l'empathie avec les valeurs de la personne.
- la reconnaissance du droit du patient à choisir ses propres critères de QDV.
- la négociation visant une meilleure QDV « subjective » et objective, par une véritable alliance thérapeutique.
- l'évitement des rapports de force, de l'hospitalocentrisme, de la préséance des valeurs professionnelles de QDV sur les critères subjectifs.

15 - Les limites des instruments de mesure de QDV

Les mesures de QDV sont éminemment des mesures normatives. Peut-on, lors d'un essai clinique apprécier la QDV des patients inclus, au regard d'une QDV définie comme référante ? La préférence d'un patient ne sera pas forcément celle de l'ensemble des patients atteints de la même maladie. Cette remarque soulève le problème de la normativité en médecine. Il est très difficile de concilier l'intention d'une médecine scientifique avec l'adaptation à la diversité humaine. Le médecin adopte une position scientifique et souscrit en général à une médecine fondée sur la preuve, la dénommée « Evidence Based Medicine ». Il existe une opposition entre un schéma de portée générale et l'adaptation à la diversité humaine. C'est toute la difficulté de l'exercice médical.

L'utilisation de mesure n'est pas toujours justifiée notamment dans les cas où la variable clinique l'emporte beaucoup sur la QDV. Les mesures ne deviennent intéressantes que si des outils spécifiques ont été mis en place, ce qui suppose une définition précise ce que l'on souhaite mesurer et de ce que mesurent exactement ces instruments. Une attention particulière doit être apportée au choix de l'échelle utilisée dans l'étude. Par ailleurs ces instruments embrassent certains aspects parcellaires et biaisés de la QDV. Leur utilisation et développement s'est fait sous l'influence de l'internationalisation de la recherche médicale. Utilisés au cours des essais randomisés les outils permettent des analyses comparées des états de santé. Bien qu'ayant bénéficié d'une amélioration constante depuis une trentaine d'année, ces outils ne sont pas toujours adaptés à la diversité des situations médicales et au contexte culturel spécifique. Si certains domaines de la QDV sont universels, la définition de la santé et de ses niveaux varie non seulement avec l'âge, le sexe, le niveau d'éducation et de revenu, mais aussi suivant la culture et l'ethnie. Cette constatation doit faire prendre conscience du fait que l'adaptation d'un instrument d'une culture à une autre peut être impossible.

Une autre limite clairement exposée par de nombreux auteurs est en relation directe avec le niveau socio-culturel du malade. Ainsi avant son intervention, le malade ORL s'est-il posé les questions relatives à sa QDV ? A t-il déjà initié une réflexion sur le concept de QDV ? Une série de questions est proposée au patient portant sur des aspects très divers de la vie « spiritualité, sexualité, mort,... ». Ces thèmes sont très peu souvent abordés par le malade et son entourage. Le niveau de connaissance et de culture souvent déficient chez les malades ORL complexifie la tâche. De plus, les intoxications alcoolo-tabagiques fréquentes ont un retentissement certain sur leurs fonctions cognitives et perturbent de façon importante l'évaluation de la QDV.

16 - Les enjeux éthiques

On ne peut pas faire l'économie d'une réflexion éthique à propos de l'utilisation des mesures de qualité de vie. L'impératif moral de la médecine a toujours été de faire le bien : c'est le principe de bienfaisance. Le rôle des médecins ne se limite pas à la sauvegarde de la vie et à la correction des anomalies biologiques ou fonctionnelles. Le médecin doit aussi soulager son patient et manifester compassion et sympathie. A coté du principe de bienfaisance, on a reconnu que les moyens mis en œuvre par les médecins devaient tenir compte des valeurs et des préférences du patient : c'est le principe du respect de l'autonomie du patient. Ce dernier principe est à l'origine des procédures d'information et de recueil de consentement avant l'inclusion des patients dans un essai thérapeutique et même en dehors de la recherche clinique.

Le principal argument éthique en faveur des mesures de QDV est la contribution de celles-ci à l'accroissement de la QDV du sujet. Aussi devons-nous nous assurer que l' utilisation de ces mesures puisse raisonnablement être qualifiée de « bonne » ou valide. Les enjeux éthiques soulevés se déclinent en plusieurs axes :

- L'existence d'une **obligation éthique** à évaluer l'impact de toute intervention médicale sur la QDV des sujets. Il existe des cas où un tel impératif semble être admis : traitement contraignant, toxique, avec efficacité en terme d'allongement de survie probable mais peu important. Pour cela, il faut s'assurer que l'instrument utilisé est en adéquation avec les objectifs, le contexte de l'étude, et qu'il reflète les opinions et les préférences des sujets consultés. Le principe de bienfaisance entre ici en opposition ou en impossible conciliation avec le principe de respect des personnes (principe d'autonomie). Les instruments utilisés présentent un caractère dérangeant ou intrusif lorsque les questions traitent de la mort, de la sexualité, de la spiritualité. Les conséquences subjectives de questionnaires sont parfois sous estimées lorsqu'elles conduisent les patients à se projeter dans un stade plus grave de la maladie ou suscitent un sentiment de culpabilité.

- La **valeur** de la mesure de QDV. Le questionnaire utilisé comme une check-list rappelle au praticien l'intérêt d'aborder avec son patient l'impact global des troubles et des traitements. L'outil questionnaire peut apparaître comme une évolution technologique de la question traditionnelle : comment allez-vous ? Le praticien calcule des scores et les collige dans le dossier médical tout comme les examens paracliniques auxquels il a recours. Ces scores contribuent à suivre l'évolution de l'état de santé du patient dans le temps et à dépister les états de santé justifiant une investigation plus approfondie, voire une prise en charge spécifique (médicamenteuse, chirurgicale, psychologique). Nous ne voyons pas de problèmes éthiques si ces scores servent à améliorer la communication malade-médecin ou à susciter de nouvelles interrogations cliniques. Il n'en est pas de même s'ils sont utilisés comme arguments pour choisir un traitement : en effet la précision des mesures obtenues auprès d'un seul patient n'est pas suffisante pour affirmer que les variations observées soient pertinentes. Cette utilisation ne semble pas reposer sur des bases scientifiques : les conséquences des décisions prises ne peuvent pas être prédites pour un seul patient. Induire le patient à croire le contraire n'est pas conforme à l'éthique médicale. Des mesures peuvent en effet être pertinentes pour un groupe de sujets, cela n'implique pas qu'elles le soient pour l'étude de tous les patients de ce groupe. Il existe toujours des sujets dont les valeurs sont marginales. Les mesures obtenues auprès de ce type de patients peuvent conduire les cliniciens à prendre à leur encontre des décisions inappropriées et, à l'extrême, aggraver la QDV de ceux-ci. De plus si les résultats des évaluations de QDV sont interprétés, commentés et utilisés sans discussion au cours d'un colloque singulier avec le patient afin de minimiser le temps consacré par le clinicien à chaque sujet, des effets négatifs sont à redouter. La mesure de QDV ne peut se faire à l'insu du patient. Mesurer la QDV corrélative à deux traitements différents ou à un traitement versus absence de traitement c'est indéniablement impliquer le patient dans un choix de traitement. Un patient peut préférer un traitement peu mutilant en prenant un risque certain pour sa survie. Le principe de la moralité est ici celui du respect du pluralisme des options philosophiques, morales, religieuses, des « choix de vie » et le respect de l'autonomie des préférences individuelles, singulières versus l'universalisme partagé.

- **La conception de la personne humaine.** Mesurer la QDV, c'est entrer dans une vision moniste de la personne qui perçoit l'homme comme une entité, corps et âme confondus. Pour Kant, l'homme est scindé en un être de raison et un être naturel. La raison et la volonté libre s'opposent à un organisme soumis aux inclinations naturelles et elles en sont indépendantes. Evaluer la QDV c'est admettre que l'on ne fait rien impunément sur le corps sans créer d'immenses répercussions psychiques, affectives, cognitives... L'homme est considéré alors dans sa globalité. Il existe une opposition entre la conception dualiste de l'homme, et la conception moniste mixant le physique et le psychique. La tradition philosophique moniste anglo-saxonne entre alors en contradiction avec la tradition latine, expliquant de ce fait le développement de la mesure de QDV outre-Atlantique.

- **L'éthique individuelle et éthique collective**. En matière de santé publique, les évaluations des sujets sont multiples et diverses si bien qu'il n'existe pas d'indicateur de gravité faisant l'unanimité. Si pour un patient rien n'est pire que la cécité, pour l'autre c'est l'impossibilité de se mouvoir qui constitue le plus grand des maux. Or si l'on décide arbitrairement de financer le sujet aveugle plutôt que le grabataire, on accorde implicitement plus de valeur à la satisfaction de l'aveugle qu'à celle du grabataire. Quel est alors le statut éthique des comparaisons interpersonnelles de préférences et des décisions qui s'appuient sur les mesures de QDV ? La préférence des individus n'est pas comparable. Certains auteurs estiment qu'il est possible de délibérer rationnellement sur le choix des moyens à utiliser pour satisfaire les désirs ou les préférences du patient, même si ces désirs restent extrêmement personnels et subjectifs. Les utilitaristes estiment les comparaisons possibles au nom du bien être du plus grand nombre. La légitimité de l'utilisation de ces mesures dans les décisions de santé est remise en cause. Il n'y a pas de solution technique si ce n'est de s'assurer de la représentativité des sujets interrogés. Des auteurs[102] ont mis au point des outils capables de pondérer la quantité de vie par la qualité de vie. Cet aspect intéresse non seulement les cliniciens mais aussi et surtout les économistes de santé souhaitant réaliser des évaluations médico-économiques de type coût-efficacité. Ainsi est né le QALY (*Quality-adjusted life years*) qui tend à combiner durée et qualité de vie en un indicateur unique de portée universelle, définissant « le nombre d'années de vie en parfaite santé comme équivalent au nombre d'années effectivement vécues dans un état de santé donné ». Il s'obtient en multipliant la durée de vie exprimée en années par un facteur appelé «utilité» dont la valeur varie de 0 (mort) à 1 (santé parfaite). L'utilité correspond à la valeur que le sujet attache à son état de santé. Il s'agit d'un concept un peu différent de la QDV car il reflète à la fois la QDV et la valeur de celle-ci par rapport à la mort ou à un état de santé optimal. Elle est estimée en interrogeant

---

[102] Carr-Hill RA. Background material for the workshop on QALYS: Assumptions of the QALY Procedure. *Social Science and Medicine*, 1989, 29: 469-477

directement le malade. Pour l'instant la majorité des spécialistes n'accepte pas, en raison du problème conceptuel, qu'un score global de QDV puisse servir de mesure d'utilité. Les notions de QALY et d'utilité sont donc du domaine de la recherche mais somme toute pas si éloignées de l'individu car l'utilité permet d'une certaine façon l'expression par le malade d'un choix ou d'une décision[103]. L'intervention médicale bénéfique peut être alors celle qui engendre un nombre positif de QALYs. Dans la perspective de régulation des dépenses de santé, l'étape suivante pourrait consister à définir l'intervention médicale efficace comme celle dont le coût par QALY est faible. Lockwood[104] croit légitime de recourir en général à un calcul du type de celui des QALYs pour guider les choix dans le domaine de la santé. Les accidents de santé sont typiquement des injustices naturelles qui entament nos chances et nos libertés. Pour Fagot-Largeault[105], le système de santé doit être organisé de façon à guérir la maladie, compenser le handicap, remettre sur pied l'accidenté et doit consacrer davantage de ressources aux plus malades qu'aux mieux portants. De fait, elle ne s'offusque pas que le traitement d'un cancéreux coûte une fortune à ceux qui ont la chance de ne pas avoir de cancer. Ainsi la répartition optimale selon le calcul des QALYs n'est pas automatiquement juste car elle tend à aggraver certaines inégalités en favorisant ceux qui ont déjà une chance relative et en pénalisant ceux qui sont déjà moins chanceux. Lockwood est en opposition avec ce raisonnement car cela aboutirait à l'absurdité d'engloutir le gros des ressources de santé à soigner des malades dont l'état est désespéré, en négligeant des malades moins graves qu'on peut soigner plus efficacement. Pour lui il n'y a pas d'injustice en situation de pénurie à refuser à une personne âgée un traitement par dialyse, ou une greffe d'organe, pour en faire bénéficier quelqu'un de plus jeune. De nombreux auteurs signalent le danger qu'il y a sous couvert d'une science médicale, à faire de nous les arbitres de ce qui mérite d'être vécu. Il est évident qu'aucun système de santé ne peut offrir des prestations illimitées. Il y a toujours eu des dilemmes médicaux pendant longtemps résolus de façon discrète et intuitive. Aujourd'hui les possibilités techniques accrues, le caractère collectif des décisions, la nécessité de maîtriser les coûts de santé poussent à rendre ces options publiques et à ne plus se contenter de solutions intuitives. Hervé[106] expose que pour légitimer des normes, une réflexion sur l'homme devient impérative : seul le

---

[103] Schraub S, Conroy T. *Qualité de vie et cancérologie*. Paris : John Libbey Eurotext, 2002
[104] Lockwood M. Qualité de vie et affectation des ressources. *Revue de métaphysique et de morale*, 1987, 92 (3): 307-328
[105] Fagot-Largeault A. Réflexions sur la notion de qualité de la vie. *Archives de philosophie du droit*, 1991, 36 :135-153
[106] Hervé C. *Ethique, politique et santé*. Médecine et société. Paris : PUF, 2000

débat démocratique peut permettre une telle évolution impliquant l'ensemble des citoyens dans des mutations qui touchent à la définition même de l'homme.

1ère étude : Formulation et modélisation du concept de QDV en cancérologie cervico-faciale par les professionnels de la sphère bucco-dentaire.

1- Introduction et Objectifs

Le souci de QDV s'impose dans des champs très variés : éducation, droits de la personne, santé, alimentation, logement, travail, aménagement du territoire, énergie et environnement, transport, politique urbaine, pratiques culturelles... Chaque champ a ses spécificités, dont il faut tenir compte. Les acteurs sur le terrain sont doués de compétences, de savoir-faire différents et complémentaires. La connaissance directe qu'ils ont de leurs champs respectifs adaptés aux problèmes concrets rencontrés dans leurs pratiques cliniques nous semblait judicieuse à étudier. Aussi dans le domaine de la santé et plus spécifiquement en cancérologie des VADS avons-nous décidé d'interroger des odontologistes hospitaliers confrontés quotidiennement à la prise en charge des patients atteints de ce type de cancers sur ce concept de QDV, afin de savoir s'il existait un questionnement éthique sur son fondement, sa mesure et son évaluation.

La QDV est un concept nébuleux, complexe et subjectif. L'originalité de cette étude repose sur le fait qu'à ce jour aucune formulation et conceptualisation de la QDV en cancérologie n'a été réalisée par nos confrères odontologistes hospitaliers. Les professionnels de la santé bucco-dentaire restent d'ailleurs très peu confrontés aux échelles d'évaluation de QDV dans leurs pratiques cliniques.

2 - Matériels et Méthodes

Un questionnaire composé de 12 questions a été soumis en Avril 2003 à 22 odontologistes hospitaliers particulièrement actifs dans la prise en charge des patients cancéreux. Les praticiens interrogés n'étaient pas prévenus au préalable de l'enquête. L'élaboration de ces questionnaires s'est faite en toute multidisciplinarité au sein du Laboratoire d'Ethique Médicale et de Santé Publique de Paris. Notre échantillon était constitué de 22 praticiens odontologistes hospitaliers, bénéficiant tous d'une expérience en cancérologie supérieure à 10 ans. Au sein de notre échantillon, nous dénombrons 20 hommes et 2 femmes.

L'objectif de l' étude était l'exploration du concept de QDV perçu par ces professionnels de santé exerçant en structure hospitalière et tous fortement impliqués dans la discipline

63

spécialisée qu'est la prothèse maxillo-faciale. Une lettre explicative accompagnait le questionnaire et relatait l'objet de l'envoi, le but de l'étude ainsi que les responsables de celle-ci (annexe 1, p.128). Il était rappelé le caractère confidentiel de l'étude et notre engagement à diffuser les résultats de celle-ci via une publication. Le questionnaire anonyme comportait 12 questions (9 questions fermées - 3 questions ouvertes) et nécessitait un temps de réponse de l'ordre de 30 minutes (annexe 2, p.129). Tous les questionnaires étaient accompagnés d'une enveloppe de réexpédition pour la réponse. Le taux de réponse de 68,9 % est jugé très satisfaisant (15 réponses / 22 envois). Cette participation forte s'explique par un intérêt manifeste des praticiens pour le sujet traité, une implication marquée et une motivation importante de ceux-ci sur le terrain. Une analyse de contenu a été réalisée pour les questions ouvertes à l'aide d'une grille d'analyse, une analyse de type binaire a été effectuée pour les questions fermées. Nous nous sommes servis de deux auto-questionnaires de QDV validés les plus couramment usités à savoir le QLQ-H&N 35 de l'EORTC (annexe 3, p.133) et le FACT-H&N 4ème version (annexe 4, p.135). Une question relative au « coping », traduit en Français par « les stratégies d'adaptation » faisait référence au questionnaire Mac Scale 44[107](annexe 5, p.138). Toutes ces échelles faisant l'objet d'un copyright, une demande d'autorisation d'utilisation aux auteurs a été obtenue pour ladite étude.

Le questionnaire explorait successivement plusieurs aspects :

• Définition personnelle du concept de QDV par le praticien dans son domaine spécifique

• Sentiment d'œuvrer dans ce domaine de la QDV et mécanismes d'implication

• Avis des praticiens sur l'exploration des divers aspects de la santé bucco-dentaire et des séquelles au sein de la sphère orale, au travers de questionnaires spécifiques de la QDV

• Problèmes éthiques soulevés par l'utilisation de questionnaires de QDV en cancérologie clinique

• Evaluation des outils de mesure de QDV : intrusion, pertinence, utilité et limites.

3 - Résultats et analyse

Toutes les réponses ont été recueillies par retour de courrier, s'étalant entre le mois d'Avril 2003 pour les plus rapides et le mois de novembre 2003 pour la plus tardive. Toutes les données ont été collectées puis saisies par informatique. La présentation graphique des résultats fait appel au logiciel Excel Microsoft 2000. De cette analyse, les différentes hypothèses de recherche seront confirmées ou infirmées. La présentation des résultats

---

[107] Mac Scale. Disponible sur : http://proqolid.org/

comporte les réponses aux questions, les unes à la suite des autres afin d'analyser de façon exhaustive les différents aspects de la recherche.

1 - Dans votre domaine spécifique, à savoir l'odontologie hospitalière et la prise en charge des malades atteints de cancers cervico-faciaux, comment définiriez-vous personnellement en quelques lignes ou mots clés le concept de qualité de vie (QDV) ?

Une analyse de contenu a été nécessaire pour « décortiquer » cette question. Le concept de QDV paraît à priori extrêmement simple car immédiatement vécu et ressenti professionnellement. Pourtant une fois dépassée ou franchie cette première approche, il apparaît beaucoup plus nébuleux et difficile à définir. Cette difficulté n'empêche pas de proposer une définition à partir des différents éléments de réponse obtenus. Le concept de QDV est en relation directe avec la notion de besoin. Il est difficile à cerner car il recouvre à la fois la dimension objective et subjective de l'individu. Les professionnels interrogés ont souligné que ce concept de QDV s'appuie sur quatre éléments :

• l'état physique du sujet intégrant son autonomie, ses capacités physiques, la satisfaction de ses besoins primaires (alimentation, …). Le maintien et la restauration des fonctions physiologiques principalement altérées en cancérologie cervico-faciale : mastication, déglutition, phonation, respiration sont citées par tous les praticiens. Seul un praticien souligne l'importance des organes dentaires dans la préservation de la QDV.

• les sensations somatiques : symptômes, conséquences des traumatismes thérapeutiques, lutte contre la douleur et inconfort lié aux traitements.

• l'état psychologique : anxiété, dépression, dévalorisation, image de soi, préservation de l'esthétique, avec la notion d'image corporelle compatible avec la vie et la dignité humaine. La priorité majeure des professionnels est la lutte contre la stigmatisation et l'exclusion du malade du fait de mutilations physiques majeures. L'apport de la prothèse maxillo-faciale est incontestable dans l'émergence d'un nouveau schéma corporel. Comme l'écrit Laccourreye[108] « le cancer cervico-facial a la particularité de bouleverser immédiatement la cohérence de « l'actuel » en ce sens qu'il s'attaque d'emblée à la vie de relation et au vital : l'esthétique, le parler, le respirer, le manger, le boire ».

• les relations sociales et le rapport avec l'environnement familial, amical ou professionnel. Les termes de réinsertion familiale, professionnelle et sociale sont capitaux en matière de QDV.

L'établissement d'une liste consensuelle des dimensions de la QDV est malaisé. L' élaboration d'un concept universel de la QDV semble être trop ambitieux ou utopique. Les dissensions des praticiens à établir une liste consensuelle des éléments caractéristiques de la QDV prouve qu'il est difficile de définir le concept. Les multiples réponses apportées, la diversité de celles-ci et leur hiérarchisation différente selon les uns et les autres traduisent l'aspect multidimensionnel et subjectif de la QDV. Personne ne peut s'approprier le monopole d'une définition normative de la QDV. La QDV est un concept non figé, dynamique, basé sur une évolution où l'on reconnaît que les individus ont des comportements variant au fil du temps. Cette dynamique du concept s'inscrit dans un projet d'ensemble que l'on nomme le projet de vie. Les soins médicaux n'ont pas pour objectif unique de prolonger la vie mais aussi de permettre une vie de qualité suffisamment satisfaisante. S'intéresser à la QDV, c'est avant tout considérer l'individu dans sa globalité. La majorité des professionnels ont mentionné les 4 domaines présentés par Schraub[109] à savoir : le bien être physique, l'inconfort somatique , l'état psychologique et les problèmes relationnels.

Cette QDV ne saurait être identifiée à un style de vie particulier et érigée en modèle universel. On ne peut promouvoir la QDV sans faire l'effort d'une articulation entre le socle commun de la condition humaine et les diverses contingences de nos contextes d'existence.

2 - Selon vous dans votre activité professionnelle avez-vous le sentiment d'œuvrer dans ce domaine de la qualité de vie et si oui comment ?

Unanimement, tous les répondants sans exception ont le sentiment d'œuvrer dans ce domaine de la QDV. Aussi, paradoxalement, pour des professionnels très impliqués, les modalités de contributions sont-elles majoritairement plus d'ordre psychologique que technique.

Ces professionnels sont avant tout des techniciens proposant des solutions ingénieuses pour remplacer, restaurer des pertes fonctionnelles (mastication, phonation, …) mais leur sentiment d'œuvrer dans le domaine de la QDV s'exprime davantage sur le plan relationnel et humain que technique. Les techniques passent au second plan et sont utilisées pour lier une relation d'aide et de soutien. La QDV est beaucoup moins celle du « soin » que celle du respect de l'individu au sens d'une écoute des attentes du patient. Les praticiens privilégient le soutien psychologique, l'information au malade, le dialogue, la disponibilité, l'écoute et la compassion par un accompagnement personnalisé. Le traitement de la plainte (douleur physique et psychique), la lutte contre la marginalisation des patients du fait de leurs

---

[108] Laccourreyre O, Bassot V, Chène J *et al* . *Surveillance des cancers épidermoïdes ORL*, Paris : Douin Editeurs, 1996
[109] Schraub S, Mercier M. Qualité de vie en cancérologie. *Bull Cancer*, 2000, 87(1) :117-120

handicaps (réhabilitation via la prothèse maxillo-faciale) et la prévention (séquelles et récidives) constituent les principales priorités. Le souci de QDV s'impose dans chaque discipline. Il ne peut être sectoriel et doit inspirer les interventions dans tous les champs concernés. Tous les acteurs de terrain, les odontologistes comme les autres professionnels médicaux, paramédicaux et travailleurs sociaux, soucieux de la QDV des patients, doués de compétences et de savoir-faire différents et complémentaires, doivent s'engager et promouvoir la QDV par l'échange d'expériences, de compétences et d'informations.

3 - Trouvez- vous que les divers aspects de la santé bucco-dentaire ainsi que les séquelles au niveau de la sphère orale des thérapeutiques (chirurgie, radiothérapie, chimiothérapie) sont évalués au travers des questionnaires spécifiques de la QDV module ORL comme celui du FACT H&N 4ème version et du questionnaire EORTC QLQ-H&N 35 (modèles ci-joints) ?

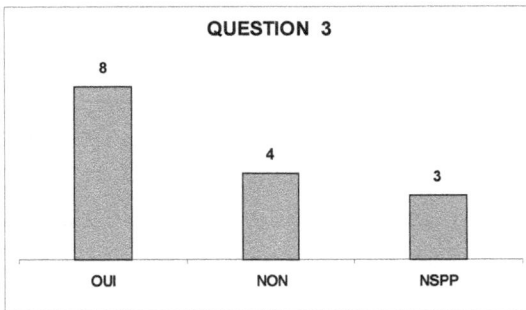

QUESTION 3

- Pour 8 praticiens les questionnaires présentés abordent les divers aspects de la santé bucco-dentaire ainsi que les séquelles orales des thérapeutiques. Quelques remarques sont notifiées quant à l'absence de questions sur les séquelles esthétiques suites aux chirurgies délabrantes. Les praticiens ayant répondu par l'affirmative émettent des jugements de valeur et des comparaisons entre les deux types de questionnaires présentés. Pour trois professionnels le questionnaire QLQ-H&N 35 de l'EORTC est plus discriminatif et explore mieux l'aspect séquellaire que le FACT-H&N. Le premier questionnaire est de conception européenne alors que le second est américain. La différence de culture explique la différence sur le plan conceptuel des deux outils. Dans d'autres domaines de la cancérologie (sénologie et digestifs) la littérature rapporte des différences significatives entre les échelles européennes et américaines[110]. Les dernières étant plus source de confusion et d'incompréhension de la part des patients. La majorité des échelles est d'origine anglo-saxonne et de ce fait une traduction non littérale mais sémantique mérite d'être proposée afin d'adapter le contenu au vécu des malades européens et en particulier français. Il est également fait part de l'insuffisance de prise en compte des capacités d'adaptation des patients au cours de l'évolution de leur maladie, ce qui peut fausser l'appréciation de la QDV et conduire à une évaluation biaisée. Lorsqu'un individu doit faire face à la perspective d'une longue maladie, des ajustements interviennent inévitablement pour préserver une certaine satisfaction de vie. Certains individus peuvent estimer toute aussi bonne leur QDV, même si leurs performances physiques sont sévèrement altérées. Les outils disponibles ne prennent pas suffisamment en compte l'expérience humaine, qui reste pourtant le principal centre d'intérêt des médecins et patients.

• 4 professionnels ont une opinion négative. Ils estiment que le caractère contraignant des traitements est insuffisamment pris en compte de même que les séquelles physiques (ostéoradionécrose, douleurs chroniques…). De plus ils considèrent que ces questionnaires accordent une place trop importante aux capacités fonctionnelles par prédominance du modèle médical au détriment d'autres valeurs. Certains praticiens doutent de la réelle objectivité des mesures et donnent à titre d'exemple un paradoxe possible d'une évaluation. Ainsi, dire qu'un patient a beaucoup plus de difficultés à parler qu'un autre ne signifie pas que la QDV du premier sujet soit moins bonne que celle du second. Les jugements sur les capacités fonctionnelles n'ont qu'une objectivité relative. De plus, la focalisation des questionnaires sur les capacités fonctionnelles peut avoir un effet négatif sur certains patients fragiles, vulnérables, en augmentant leur angoisse quant à la récidive, par la mise en relief de l'échec de leur réinsertion sociale, professionnelle et familiale.

• 3 professionnels n'ont pas d'opinion tranchée sur la question posée.

4 - Trouvez- vous éthique de soumettre un malade cancéreux à un questionnaire d'évaluation de QDV dans le cadre d'une activité clinique ?

Si non pourquoi ?

---

[110] Conroy T , Mercier M, Bonneterre J *et al* : French version of Fact-G : Validation and comparison with other cancer-specific instruments. *European Journal of Cancer*, 2004, 40: 2243-2252

Jusqu'à présent les instruments de QDV étaient utilisés en recherche clinique, au cours des essais de phase III. La recherche clinique n'est pas seulement une exigence réglementaire, elle est également une exigence éthique. L'utilité des recherches, les perspectives d'amélioration de la QDV des patients sont en faveur de leur bien-fondé éthique. Savons-nous, pour autant, si soumettre un malade à une évaluation de sa QDV, lors d'une activité clinique soulève des problèmes éthiques ?

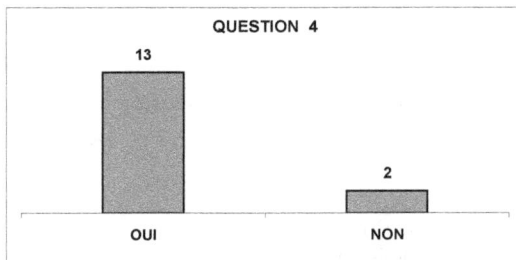

QUESTION 4

13

2

OUI   NON

- Pour 13 répondants soumettre le malade cancéreux à un questionnaire de QDV dans le cadre d'une activité de soin ne soulève pas de problème éthique particulier.
- Au contraire 2 praticiens ont soulevé les problèmes éthiques suivants :
  - le caractère dérangeant et les problèmes métaphysiques majeurs relatifs à l'existence et à la fin de vie lorsque des malades incurables doivent se projeter dans l'avenir.
  - la garantie de libre participation du malade à cette évaluation de QDV. Cette évaluation fait-elle partie du projet thérapeutique ? Le questionnaire lui est-il proposé ou imposé ? Par qui s'effectue la remise du questionnaire ? Comment se déroule-elle ?
  - le malade peut-il ensuite bénéficier d'un retour d'informations de cette évaluation sur le plan individuel ? si la réponse est négative, il est fait défaut à une éthique de l'information en privant le malade d'un bénéfice éventuel.

Peu d'études ont évalué l'impact en routine clinique d'une telle évaluation de la QDV. Des auteurs ont relaté des problèmes éthiques liés à l'utilisation des instruments de QDV en cancérologie. Ainsi pour Rodary[111] et Leplège[64], la remise d'un questionnaire à un malade n'est pas une démarche anodine, car les questions interpellent le patient sur sa vie personnelle et certaines d'entres elles peuvent être perçues comme indiscrètes. Le malade est-il préparé et comment peut-il réagir seul face à une check-list qui peut se révéler très

---

[111] Rodary C, Leplège A, Hill C. Evaluation de la qualité de vie dans la recherche clinique en cancérologie. *Bull Cancer*, 1998, 85(2): 140-148

angoissante et déroutante ? Parmi les membres de notre corporation, peu de praticiens (2/15) soulèvent une problématique éthique spécifique. Une sensibilisation à l'éthique clinique s'impose aux professionnels. Seule les infirmières au cours de la formation initiale abordent le concept de QDV, alors que les médecins approchent la thématique en formation continue. Les utilisateurs doivent être formés, informés et avertis : au sérieux de l'évaluation doit correspondre le sérieux de l'usage. Indépendamment du problème de l'insuffisance de formation initiale en éthique médicale, les professionnels en exercice ne bénéficient pas d'une formation continue en éthique médicale. Le rapport Cordier[112] propose le développement d'un Espace éthique par région qui offrirait aux soignants et autres acteurs une approche multidimensionnelle des problèmes éthiques. La notion de la QDV est au cœur de l'éthique. C'est pourquoi réfléchir à ce que peut être la QDV, sans savoir l'évaluer pour les malades est une nécessité et un devoir moral.

5 - Les questions explorant les activités sociales surlignées en vert dans le texte des questionnaires EORTC QLQ H&N 35, du FACT-H&N -4ème version sont-elles intrusives pour un malade porteur d'un cancer des V.A.D.S ?

Si oui pourquoi ?

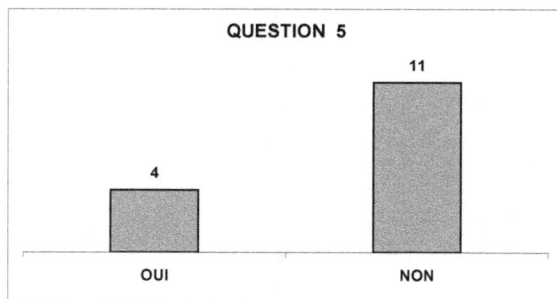

QUESTION 5

- 4 praticiens considèrent que les questions précédemment citées en relation avec les activités sociales peuvent être intrusives pour certains malades. Pour certains patients les questions peuvent être posées mal à propos : ainsi interroger un malade laryngectomisé sur ses difficultés à parler au téléphone, ou un patient ayant subi une bucco-pharyngectomie sur son plaisir à prendre son repas apparaît incongru.

---

[112] Cordier A. Disponible sur le site : http://www.sante.gouv.fr/htm/actu/cordier

• Pour le reste de l'échantillon, soit 11 praticiens, il n'y a pas de phénomène intrusif évident. Les questions même blessantes doivent être posées car c'est le seul moyen d'apprécier les répercussions de la maladie et des traitements sur les activités sociales des malades.

6 - Les questions relatives à la sexualité surlignées en jaune dans le texte (GS7 du questionnaire FACT-H&N 4ème version, 59 et 60 du questionnaire EORTC-QLQ H&N35) sont-elles intrusives pour le malade ?

Si oui pourquoi ?

• **question GS 7 (FACT-H&N - 4ème version) : je suis satisfait de ma vie sexuelle....**

• **question 59 (EORTC-QLQ H&N35) : Avez-vous éprouvé moins d'intérêt aux relations sexuelles ?**

• **question 60 (EORTC-QLQ H&N35) : Avez-vous éprouvé moins de plaisir sexuel ?**

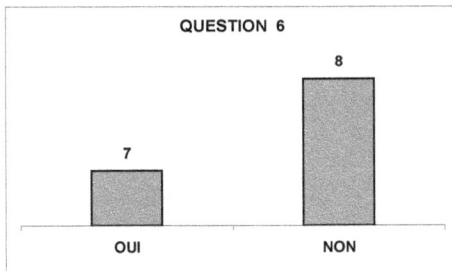

Notre échantillon se partage en 2 groupes numériquement équilibrés : 7 partisans du oui et 8 partisans du non. Les praticiens ayant répondu par l'affirmative expliquent le phénomène d'intrusion en faisant référence à la morale judéo-chrétienne dans nos sociétés. Pour les autres le phénomène d'intrusion provient du fait que ces questions touchent à l'intimité profonde de l'individu. Pour un professionnel, la sexualité d'un patient ne peut être abordée sous cette forme « brute », normative, le patient seul face à une feuille de papier dans un contexte de détresse psychologique et d'isolement. Une proposition émane d'un confrère « la sexualité peut être abordée par les patients qui le souhaitent au sein d'un groupe de parole ». Cette proposition s'inscrit plutôt dans une démarche thérapeutique et non évaluative. Pour la majorité des praticiens ayant répondu par la négative, la sexualité demeure délicate à aborder avec le sujet malade dans un contexte de pathologie cancéreuse. Un praticien estime que ces questions relatives à la sexualité n'apportent rien dans une évaluation de la QDV !

Une étude réalisée en 1997 par Monga[113] destinée à étudier la sexualité des patients atteints de cancers cervico-faciaux avait recueilli 55 réponses sur 101 personnes consentantes au début de l'inclusion. De nombreuses études confirment que la maladie cancéreuse et son traitement ont des effets délétères sur la vie sexuelle, cette dernière dimension continue à être une priorité chez la majorité des malades.

7 - Les questions relatives au « coping » traduit en Français par les « stratégies d'adaptation » et la façon de s'ajuster aux situations difficiles (Questionnaire MAC Scale 44) sont-elles embarrassantes pour le malade ?

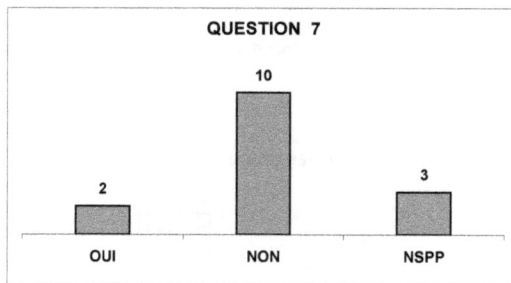

Tout au long de sa vie, l'individu est confronté à une succession d'événements, mineurs ou majeurs, essayant de faire face à ce qui lui arrive. Le « coping », traduit en français par stratégies d'adaptation, désigne la façon de s'ajuster aux situations difficiles. En 1984, Lazarus[114] propose la définition suivante : « le coping est défini comme l'ensemble des efforts cognitifs et comportementaux destinés à maîtriser, réduire ou tolérer les exigences internes ou externes qui menacent ou dépassent les ressources d'un individu ». C'est aussi bien une activité qu'un processus de pensée. Le coping inclut donc aussi bien les fonctions de régulation émotionnelle que la résolution de problème.

En psycho-oncologie, le concept d'ajustement mental remplace souvent celui de coping. L'étude des réactions de patients atteints de cancer a commencé par le biais d'entretiens semi-structurés. Quatre grands type de réponses au diagnostic de cancer ont été repérés : le déni, l'esprit combatif, l'acceptation stoïque et l'impuissance-désespoir. Un ensemble de phrases

---

[113] Monga U, Tan G, Ostermann HJ. Sexuality in head and neck cancer patients. *Arc Phys Med Rehabil* , 1997, 78:298-304

[114] Lazarus RS, Folkman S. *Stress apraisal and coping.* New York : Springer, 1984

décrivant particulièrement les pensées, sentiments ou comportements des patients suite au diagnostic de cancer a été retenu pour élaborer un auto-questionnaire permettant d'évaluer à plus grande échelle les réactions des patients. Cet auto-questionnaire, nommé la MAC (*Mental Adjustment to Cancer) scale*, comprend finalement 40 items répartis en 5 sous-échelles : l'esprit combatif (16 items), l'impuissance-désespoir (6 items), les préoccupations anxieuses (9 items), le fatalisme (8 items) et l'évitement (1 item). L'étude de Watson[115] menée sur 235 patients, ayant des types et des stades de cancers différents, a permis d'établir la validité et la fiabilité de la *MAC scale*.

La *MAC* a été développée dans le but d'obtenir un auto-questionnaire, acceptable par les personnes atteintes de cancer, et pouvant être administré facilement au cours des consultations en oncologie. La *MAC* ne mesure donc pas toute la complexité des stratégies d'ajustement, comme peut le faire une évaluation clinique menée par un professionnel. Elle permet de savoir dans quelle mesure une personne adopte les stratégies d'ajustement tel que l'esprit combatif, l'impuissance-désespoir, les préoccupations anxieuses, l'évitement ou la dénégation suite au diagnostic de cancer et aux moments des traitements.

La *MAC* a été la première échelle d'ajustement mental spécifique au cancer, validée en langue française[116]. Elle a fait l'objet d'études de validation dans différents pays. Ayant fait preuve de qualités psychométriques satisfaisantes, la *MAC* est actuellement très utilisée sur le plan des recherches internationales en psycho-oncologie pour mesurer l'évolution des patients en pratique clinique, les effets des interventions psychologiques, pour déterminer l'efficacité des stratégies d'ajustement et leur évolution dans le temps, ainsi que pour évaluer l'impact des différentes stratégies d'ajustement sur la qualité de vie et la survie[117].

L'absence de questions embarrassantes du Mac Scale relatée par une bonne majorité de répondants (10/15 soit 66,6%) est en concordance avec les publications affirmant la bonne acceptabilité de l'outil. Restons tout de même vigilants, les auteurs des études sont juges et partis car ils contribuent par leurs publications à la reconnaissance et au développement de leurs échelles.

Seulement 2 praticiens critiquent cette échelle sous l'angle de l'acceptabilité pour les malades. Nous reproduisons ici le commentaire d'un enquêté « imaginez un instant que vous soyez le malade et lisiez le questionnaire, sans même songer à répondre, c'est impossible ». Cet

[115] Watson M, Greer S, Young J *et al* .Development of a questionnaire measure of adjustment to cancer : the Mac scale. *Psychol Med*, 1988, 18(1) :203-209
[116] Cayrou S, Diches P, Gauvaire-Piquard A *et al*. The mental adjustement to cancer (MAC) scale french replication and assessment of positive and negative adjustement dimensions. *Psycho-Oncology,* 2003 ,12(1)8-23
[117] Watson M, Greer S, Young J *et al* .Development of a questionnaire measure of adjustment to cancer : the Mac scale. *Psychol Med*, 1988, 18(1) :203-209

instrument spécifique a également fait l'objet de réserves d'utilisateurs ayant testé l'outil sur 34 patients. Cette étude non publiée[118] a montré notamment que pour la moitié de l'effectif considéré (16/34), les questions sont d'une indiscrétion troublante parfois même perturbante, les réponses sont difficiles ; une patiente a considéré le questionnaire non pertinent, un patient a signalé que les questions étaient pour lui extrêmement bouleversantes, qu'il lui était impossible d'éviter de penser à la mort lorsque les items la suggéraient. L'outil présenté est un auto-questionnaire, il est de ce fait primordial de s'assurer de l'état psychique et des capacités à faire face de la personne après complétion de l'échelle. Cet avertissement figure d'ailleurs dans les recommandations fournies par les auteurs.

3 praticiens ne peuvent se prononcer. En marge des questionnaires, les interrogés sceptiques ont annoté les remarques suivantes : le malade doit être impérativement bien informé de son diagnostic, ces questionnaires doivent être impérieusement accompagnés avant, pendant et après. Les interrogations portent sur les modalités de passation des questionnaires. Enfin nombreux sont les praticiens à insister sur le fait que ces questionnaires doivent être proposés et en aucun cas imposés.

8 - Pensez- vous que la QDV concept très subjectif et individuel est réellement mesuré au travers de tels questionnaires ou en d'autres termes ces outils sont-ils pertinents ?

Oui   Non

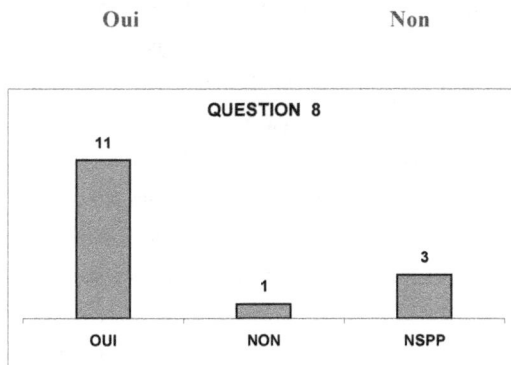

Ces instruments de QDV sont jugés pertinents par une fraction importante de notre échantillon (11/15 soit 73,3%). Des réserves sont cependant émises quant à leur utilisation qui doit être pondérée par des entretiens singuliers avec les patients.

---

[118] Schraub S. Communication libre, non publiée, Strasbourg. Qualité de vie et cancérologie : évaluation d'instruments disponibles

Un seul praticien répond par la négative et critique l'utilité de tels outils. Sa crainte est une dérive utilitariste dans une vision réductrice économique, éloignée de la singularité des situations des malades.

Trois praticiens interrogés ne peuvent trancher la question ; ils notent en annexe que ces questionnaires constituent une approche, certes, mais insuffisante et qui doit être perfectionnée par les informations issues du colloque singulier entre malade et médecin.

9 - Y a t-il selon vous un paradoxe à mesurer donc à quantifier des éléments qualitatifs ?

Oui   Non

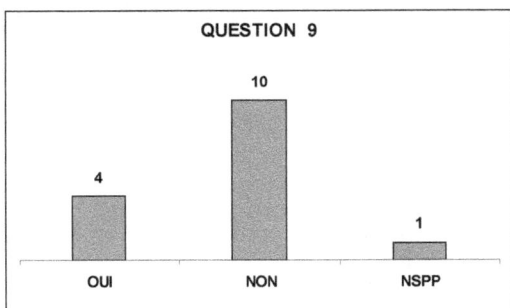

Autre formulation : les données normatives recueillies pour l'évaluation d'un concept subjectif relève-t-il du domaine de l'utopie ou de la réalité ? Pour 10 confrères (66,6 %) , il n'y a pas de paradoxe. 4 praticiens considèrent qu'il existe un paradoxe et seul un enquêté n'est pas en mesure de se prononcer.

Les critiques fréquentes au sujet des mesures de qualité de vie se cristallisent sur la différence irréductible existant entre les notions de qualité et de quantité. La réduction quantitative s'exprime par des nombres alors que la réduction qualitative conduit à des concepts. Il s'agit en fait de deux systèmes de représentation. L'un fait appel au langage mathématique, l'autre au langage verbal. Le passage de l'un à l'autre est possible : ainsi des jugements portant sur le qualitatif peuvent-ils être dénombrés statistiquement, comme c'est le cas dans les mesures de qualité de vie liée à la santé où il n'est pas question de mesurer des entités mais seulement de quantifier certains de leurs attributs caractéristiques. Les instruments de mesure sont constitués de questions regroupées par dimension visant chacune un aspect de la QDV :

activité physique, état psychologique, activité sociale... La QDV n'est donc pas vue de manière strictement spéculative. Un praticien établit d'ailleurs une analogie entre des échelles de QDV et celles utilisées pour l'évaluation de la douleur, phénomène physiologique avec une composante émotionnelle et cognitive.

Cette quantification de la QDV a des objectifs évidents : développer une connaissance peut-être moins ambitieuse mais plus efficace que certaines analyses qualitatives. Elle permet peut-être aussi de se mettre à la place de l'autre, d'échapper à un émotionnel aveuglant, à sa propre angoisse face à la mort, de dépasser la subjectivité de l'être. Il est clair que le projet de mesurer la QDV n'exclut nullement l'approche en termes qualitatifs du réel, tout au contraire.

10 - Le malade qui accepte de répondre à de tels questionnaires d'évaluation de QDV peut-il retirer un bénéfice quelconque en médecine clinique ?

Oui   Non

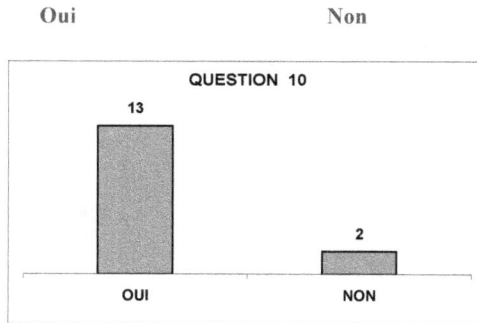

Incontestablement pour tous les praticiens excepté deux, le bénéfice est évident pour le malade. Parmi les éléments positifs évoqués, il est fait part d'un moyen supplémentaire pour le patient de verbaliser sa maladie, mettre des mots sur sa souffrance. Une réserve est cependant précisée : le bénéfice n'existe que si ces questionnaires sont utilisés au delà de leurs intérêts statistiques dans le cadre d'une prise en charge véritablement personnalisée et individualisée.

11 - Ces questionnaires de QDV sont-ils des outils plutôt au service des professionnels de santé (épidémiologistes, économistes de santé, statisticiens...) ou au service du malade ?

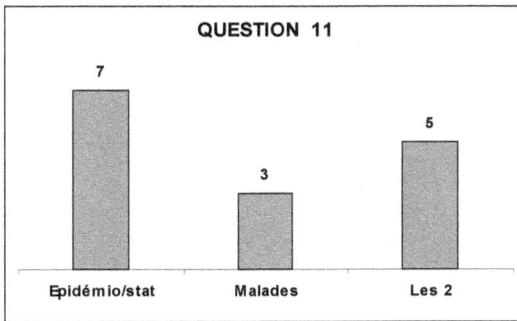

QUESTION 11

7	3	5
Epidémio/stat	Malades	Les 2

Notre échantillon se partage en trois groupes non homogènes. Le premier, représenté par presque la moitié des praticiens (7/15) estime que ces outils sont préférentiellement destinés aux épidémiologistes, statisticiens et économistes de santé. Les utilisations potentielles des mesures de QDV sont nombreuses. Elles peuvent être intégrées dans les études longitudinales, s'intéresser à la surveillance de l'état de santé d'un groupe de malades, évaluer les thérapeutiques ou les technologies nouvelles en passant par des évaluations économiques et des mesures préventives. C'est d'ailleurs l'une des craintes des cliniciens, un emploi strictement « utilitariste » de ces outils.

Un second groupe minoritaire (3/15) privilégie une utilisation en direction des patients de ces outils. Ces instruments pourront ainsi accroître la pertinence de nombreuses décisions médicales, identifier de nouveaux besoins de soins ou d'assistance et améliorer ainsi la QDV des patients.

Le troisième groupe (5/15) affirme que ces outils servent les intérêts de tous les protagonistes : épidémiologistes, statisticiens et patients.

12 - Ces outils présentent-ils des limites selon vous, si oui lesquelles ?

Oui   **Non**

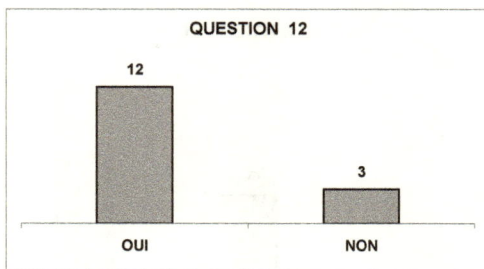

QUESTION 12

La grande majorité de notre cohorte (12/15) soit 80% perçoit des limites. Parmi celles-ci sont signalées : le problème de compréhension et la capacité des malades à répondre aux questions, l'objectivité et l'exhaustivité des réponses, ainsi que l'emploi de questions fermées peu propices aux commentaires. Ces instruments sont également ressentis comme une simple dissection méthodologique du vécu du patient à un moment donné avec toutes les limites qui en résultent. Un praticien considère l'instrument superflu pour le clinicien, mais utile aux statisticiens et épidémiologistes. Ces derniers acteurs n'étant pas sur le terrain, il peut s'en suivre une utilisation strictement économique au détriment du patient et de ce pourquoi ces instruments ont été créés initialement.

4 - Discussion

- Le concept de QDV est flou et invite toujours à réfléchir ; il n'y a pas de dogme en matière de QDV[119]. En ce sens, il est au cœur de la réflexion éthique. Nous avons perçu de la part des professionnels une grande variabilité dans la hiérarchisation des 4 domaines de la QDV les uns par rapport aux autres. A cette dynamique peuvent participer tous ceux qui travaillent au bien être et à la santé physique et psychique de l'individu dans notre société. L'éthique du vivant ne doit pas, ne peut pas être pensée par d'autres que par nous-mêmes qui avons choisi d'être des acteurs dans le monde de la santé avec le concours d'hommes et de femmes qui veulent aussi réfléchir en toute transdisciplinarité au problème de la vie et de son sens. La contribution des professionnels de la santé bucco-dentaire dans ce domaine de la cancérologie se singularise par l'importance accordée au domaine émotionnel, compassionnel et relationnel.

---

[119] Canouï P. *Quelle qualité de vie après la réanimation ? De l'évaluation à l'éthique.* Paris : Editions Douin, 1996

- L'utilisation des questionnaires de QDV ne doit pas être considérée comme une fin en soi mais comme une approche pour améliorer l'évaluation de l'impact de la maladie et des soins chez les patients. L'information chiffrée obtenue semblable à un Q.I ou à un score de gravité comme le score d'Apgar à la naissance, pose de difficiles problèmes. Tout d'abord celui de sa construction : que mesure t-on exactement ? Quel instrument choisir et pour mesurer quoi ? Il faut avoir en permanence à l'esprit que ces outils mesurent le ressenti par le patient de divers aspects de sa maladie ou de l'impact des traitements, et pas réellement la qualité de vie. Des études ont montré des résultats paradoxaux des mesures de QDV chez les patients porteurs d'un cancer avancé. Le questionnaire idéal n'existe pas. La comparaison des deux instruments les plus fréquemment utilisés mesurant la QDV liée à la santé, le FACT et le QLQ-C30 montre qu'il n'est pas possible de remplacer l'un par l'autre dans une même étude et que la comparaison des résultats obtenus par les deux instruments est impossible. Si la corrélation pour la dimension physique est bonne, les autres domaines sont mal corrélés (social, fonction cognitive).

- Un fait est irréversible, ces instruments de mesure de la qualité de vie, principalement issus de tradition anglo-saxonne, appartiendront demain à notre univers. La QDV - comme l'éthique biomédicale - s'est tout d'abord développée dans les sociétés anglo-saxonnes, autrement dit dans les sociétés WASP (White Anglo-Saxons Protestant). Dans notre société française et laïque, qui a elle-même ses valeurs sous-jacentes, ces dernières ne sont pas des valeurs WASP, mais catholiques et latines. La traduction d'une échelle de QDV n'est pas un problème linguistique mais culturel. Qu'une qualité de vie se mesure est au premier abord une idée suspecte. Bergson [120] a développé des arguments connus contre la réduction du qualitatif au quantitatif, reprochant dans sa discipline aux psychophysiciens d'avoir, pour rendre la psychologie « scientifique », fait passer contre toute vraisemblance des perceptions de grandeur pour des grandeurs de perception. Mesurer la qualité de vie dans un espace aussi mouvant que peut l'être le concept est un véritable challenge. Il s'agit de constituer des indicateurs de choix aussi « éthiques et impartiaux » que possible. Il nous semble aussi capital d'évaluer les interventions et les pratiques médicales, en ces temps d'accréditation, pour maîtriser les coûts de santé. Ces données devront être exploitées en vue de mieux faire, de mieux agir à la fois pour le malade et la société.

---

[120] Bergson H. *Essai sur les données immédiates de la conscience*, Paris : Alcan , 1889

5 - Conclusions

La multiplicité des dimensions de la QDV et des champs d'action réclame que les divers acteurs engagés dans la promotion de la QDV échangent leurs expériences, leurs compétences et leurs informations. Cet échange leur offre l'opportunité d'enrichir leur réflexion d'apports nouveaux. Il leur permet de valoriser les initiatives en cours, de s'ouvrir aux innovations, de faire fructifier leurs propres expériences et d'apprendre des expériences d'autrui. Enfin, une efficacité accrue est possible en stimulant la convergence des démarches dispensées.

Le monde odontologique reconnaît l'utilité des questionnaires de QDV en cancérologie des VADS. Pour ces professionnels, ce nouvel enjeu est aussi séduisant qu'il s'avère difficile à mettre en application sur le terrain. N'importe quel professionnel ne peut s'improviser expert en qualité de vie, même si l'évaluation en cancérologie clinique s'avère indispensable pour les praticiens. Toutefois, ils sont peu nombreux à proposer des jalons de justifications éthiques pour une telle pratique. L'emploi en clinique de façon routinière et régulière n'est pas justifié pour ces professionnels qui préconisent une utilisation raisonnée au cas par cas, toujours en complément du colloque singulier avec le patient. Elle nécessitera non seulement le respect des procédures habituelles mais aussi une sensibilisation éthique. Les problèmes éthiques mis en exergue se concentrent sur l'acceptabilité et l'intrusion relatives à certains items chez des sujets sensibles et vulnérables. Les autres réserves exprimées sont focalisées sur l'utilisation qui sera faite des résultats avec la crainte d'une dérive utilitariste. De plus ils considèrent majoritairement que ces outils sont mis à la disposition des épidémiologistes, statisticiens et économistes de santé et donc détournés de ce pourquoi ils ont été conçus. La perspective du patient doit rester visible et constamment recherchée lorsqu'il s'agit d'évaluer les conséquences des pathologies et de leurs traitements, et en aucun cas abandonnée. Les informations obtenues seront utilisées pour éclairer le patient sur les conséquences probables des prescriptions et l'inciter à expliciter ses propres valeurs et souhaits. A l'opposé, une utilisation des données non respectueuse du malade par absence de communication, réduction du temps passé au chevet de celui-ci, aura des effets délétères. Notre travail tente de montrer qu' évaluer la QDV c'est évoluer et contribuer positivement aux progrès de la médecine si « l'éthique » du clinicien évaluateur est plus importante que le respect aveugle d'une méthodologie préconisée par les concepteurs de ces outils.

2 ème étude : Avis des comités d'éthique sur la légitimité à évaluer la QDV des patients en clinique à l'aide d' instruments spécifiques et validés de QDV en cancérologie des VADS

1 - Introduction

Un programme de recherche clinique hospitalier (PHRC) mené en 1995 sur la thématique « qualité de vie » a conclu au caractère illusoire d'une démarche visant à concevoir un indicateur universel et unique permettant d'atteindre l'essence même du concept de QDV[121]. La conclusion prospective de ce PHRC portait sur la réflexion qui devait désormais prévaloir quant à l'adéquation entre les différents outils utilisés et les objectifs poursuivis. L'approche du concept de QDV contrastée sur de nombreux points ne nous a pas interdit, tout au contraire, la poursuite de recherche sur cette thématique. Aussi, dans cet objectif, avons-nous interrogé les structures nationales compétentes en matière d'éthique médicale sur l'utilisation des questionnaires de QDV validés en langue Française en cancérologie clinique cervico-faciale. Nous avons interpellé à la fois les comités consultatifs des personnes participant à la recherche médicale (CCPPRB) nouvellement dénommés les comités de protection des personnes (CPP) et les comités d'éthique hospitalière (CEH) par le biais d'une enquête afin d'évaluer les instruments de mesure de QDV, tant sur le plan du concept que de leur utilisation possible chez les malades.

2 - Matériels et Méthodes

L'étude réalisée était de type multicentrique puisqu'elle a concerné 30 CCPPRBs et 15 CEHs en France métropolitaine.

Nous avons contacté le Président de la Conférence Nationale des CCPPRB de France afin d'obtenir les différentes adresses des dits comités. Après un tri aléatoire, 30 questionnaires ont été adressés aux 30 CCPPRBs sélectionnés en France métropolitaine. Nous avons reçu 9 réponses constituant alors un taux de participation de 30 %. Cette participation moyenne des comités d'éthique s'explique par l'importante sollicitation de ces structures. Sur ces 9 réponses, deux comités n'ont pas souhaité s'exprimer sur la problématique. Le premier comité a rédigé une lettre dans laquelle il a mentionné son refus de répondre collectivement tout en laissant à chaque membre le souhait de s'exprimer individuellement. Ce comité souligne que « les questionnaires de qualité de vie sont en général très médiocres, font l'objet d'une validation discutable et donnent une caution pseudo-scientifique aux résultats ». De plus, ce comité émet un jugement de valeur sur le matériel d'enquête que nous lui avons soumis, considérant celui-ci comme partial. Le second comité a fourni une analyse très argumentée sur le fait que les CCPPRBs ne semblent pas être les structures ad hoc pour répondre à cette problématique puisqu'il s'agissait d'une utilisation de questionnaires dans le cadre d'une activité clinique. Etait-il pertinent de consulter alors les CCPPRBs, structures qui théoriquement ne s'intéressent qu'à la recherche biomédicale ? L'évaluation concernait une activité clinique donc a priori exclue du rôle propre des CCPPRBs. L'extension de leur compétence à d'autres domaines fait parfois l'objet d'appréciations divergentes. Nous sommes partis du postulat qu'il était tout à fait concevable que, confrontés à des questions éthiques, les comités puissent apporter une réflexion pertinente et fructueuse. Nous rappelons ici que la loi n° 2004-806 du 9 août 2004 relative à la politique de santé publique vient réviser la loi Huriet par la transcription d'une directive européenne. Les CCPPRBs deviennent « des comités de protection des personnes ». Dans les autres pays, leurs équivalents sont des « comités d'éthique de la recherche ». La disparition des termes « recherche biomédicale » nous a donné raison de vouloir sonder les CCPPRBs devenus CPPs. Nous reviendrons dans la discussion sur cet aspect méthodologique.

Nous avons parallèlement questionné 15 comités d'éthique hospitaliers (CEHs) en France à partir d'un fichier d'adresses obtenu en consultant l'Internet rubrique : comité d'éthique hospitalier. Sur ces quinze envois nous avons recueilli 6 réponses soit une participation de 40 %, légèrement supérieure à celle des CCPPRBs.

Les questionnaires ont été adressés au mois de Juin 2003, accompagnés d'une lettre explicative quant à l'objet de la recherche, le but poursuivi, les personnes responsables de celle-ci ainsi que le caractère confidentiel de l'étude (annexe 6, p.140). Les questionnaires envoyés aux CCPPRBs et aux CEHs étaient strictement identiques (annexe 7, p.141). Constitués de 11 questions fermées, le temps de réponse nécessaire était de l'ordre de 60 minutes à l'infini selon le temps que chaque comité pouvait accorder à une éventuelle discussion pour chaque réponse apportée. Une réponse collective de chaque comité était demandée suite à une réunion de travail des membres, plutôt qu'une réponse individuelle de chaque Président de comité.

L'idée était de recueillir tous les avis et d'examiner les éventuelles discordances d'un comité à l'autre et d'une structure à l'autre (CCPPRBs versus CEHs). Afin de mettre en exergue les réponses émanant deux comités compétents en éthique, nous avons utilisé un code couleur

---

[121] PHRC. Recherche clinique et qualité de vie. Paris : Médecine-Sciences Flammarion, 1996

pour chaque structure pour l'ensemble des résultats. Rappelons au préalable les caractéristiques et missions de chacun des deux comités d'éthique :

• Les CCPPRB sont des instances dont la création remonte à la loi Huriet-Sérusclat[122] (loi n°88-1138 du 20 décembre 1988). En effet il avait été décidé à cette époque que dans chaque région, le ministre chargé de la santé agrée un ou plusieurs - selon les besoins - comités consultatifs de protection des personnes se prêtant à la recherche biomédicale (CCPPRB) et qu'aucune recherche biomédicale ne pourrait être effectuée sur l'être humain en l'absence de l'avis d'un comité. Ces comités constituent à ce jour des instances pouvant se porter garant d'une certaine légitimité et validité éthique de la recherche. Véritable pierre angulaire de la régulation des pratiques de recherche et particulièrement de la protection des personnes qui y participent, ces comités sont constitués de membres médecin, pharmacien, infirmier, et de personnalités qualifiées à l'égard de questions éthiques, sociales et juridiques. Ils exercent leur mission en toute indépendance (les personnes participant à la délibération doivent être indépendantes du promoteur et de l'investigateur de la recherche examinée). Ces comités sont pluridisciplinaires de manière à garantir une indépendance et une diversité de compétence dans le domaine biomédical et à l'égard de questions éthiques, sociales, psychologiques et juridiques. Cette pluridisciplinarité doit être maintenue en séance avec notamment un équilibre entre groupe scientifique et non scientifique. Le mandat des membres est de six ans avec un renouvellement par moitié tous les trois ans. La fonction des membres repose sur le bénévolat. Ces comités disposent de cinq semaines pour rendre leur avis après réception du dossier complet de la part de l'investigateur.

• Les comités d'éthique hospitaliers sont des espaces de réflexion éthique existant depuis plusieurs années au sein de nombreux hôpitaux. Ces structures auto-proclammées, sans instances de validation, au gré des besoins locaux, répondent aux sollicitations des professionnels de l'établissement dont dépendent lesdites structures. (article L 1412-6 du chapitre 11 du Code de santé publique). La composition de ces comités est variable d'un établissement à l'autre et réunit des praticiens hospitalo-universitaires, des hospitaliers mono-appartenants, des cadres de santé, du personnel paramédical et des représentants de la société civile. Ces comités exercent des fonctions d'accompagnement et de conseil concernant les aspects éthiques de la pratique des soins, ainsi qu'une éventuelle fonction d'assistance à la décision concernant des cas individuels ou des situations spécifiques (fin de vie,...).

---

[122] Loi Huriet-Sérusclat. Loi n° 8861138 du 20 décembre 1988 (J.O du 22 décembre1988)

Suite à l'instauration des CCPPRBs (loi Huriet-Sérusclat) les comités éthiques locaux perdent une certaine légitimité. Le Comité consultatif national en éthique (CCNE) constate que ces comités sont apparus sur l'ensemble du territoire et ne procèdent d'aucun texte et ont des modalités de fonctionnement et de gestion diverses. La loi Huriet et l'instauration des CCPPRBs ont contribué à limiter l'espace de délibération confié aux comités locaux. L'utilité de ces comités d'éthique n'est pas pour autant remise en cause. Certaines institutions ou équipes ont exprimé le besoin d'un comité d'éthique susceptible de donner un avis au regard de questions précises qu'elles se posent et ont spontanément restauré ces structures en comité d'aide technique à la décision médicale. La commission Cordier[112], créée en novembre 2002 rend un rapport à Monsieur Jean François Mattei, Ministre de la Santé, de la Famille et des Personnes Handicapées de l'époque, dans lequel il est fait référence aux comités d'éthique hospitaliers et à la question du développement de l'éthique dans les établissements de santé. Cette commission suggère que le CCNE élabore une Charte nationale précisant les règles de composition, de représentativité et de fonctionnement des différents comités. En l'état actuel, il n'existe pas de textes législatifs instituant un quelconque lien entre les comités locaux et le CCNE. Il n'entre pas dans les fonctions ou missions du CCNE, à délivrer une habilitation ou des agréments à quelque instance que ce soit. En l'absence de procédures d'agrément, comment éviter l'auto-proclamation de tels comités ? Comment éviter de transformer ces structures en lieux d'idéologie ? Les recommandations faites dans l'avis n° 13 du CCNE[123] du 7 novembre 1988 - même si elles s'adressaient plus spécifiquement à des comités délivrant des avis sur des protocoles de recherche - demeurent des points de repère qui gardent leur pertinence. Les recommandations de l'époque apportent un certain nombre de garanties permettant la rédaction d'une charte pour définir le champ d'intervention dévolu aux comités locaux. Parmi les gardes-fous principaux assignant un label d'authenticité et de sérieux , il est suggéré un certain nombre de recommandations :

- ces comités d'aide à la décision médicale ne doivent pas être composés exclusivement de spécialistes. Les membres doivent être issus d'horizon divers de telle manière que les avis rendus puissent paraître justifiés aux yeux des personnes n'appartenant pas au corps médical ou infirmier.
- le renouvellement périodique de leur composition, la procédure de nomination, et la transparence de leur mode de financement doivent être assurés.

---

[123] CCNE. Rapport et recommandation sur les comités d'éthique locaux. Rapport et avis n°13, 7 novembre 1988, disponible sur le site : http://www.ccne-ethique.fr

-   ils sont strictement consultatifs et ne peuvent en aucun cas se substituer à la décision prise en concertation par une équipe soignante, un chef de service ou un médecin généraliste. Ils assurent un relais entre le corps médical et la société civile.

Ces structures diffèrent donc des espaces éthiques par leur objectif de proposer une réponse à une question pratique. Les évolutions législatives récentes par la loi n°2002-303 du 4 mars 2002 sur le droit des malades et la qualité du système de santé confirment cette volonté de voir se créer des lieux de discussion relatifs aux problèmes de prise en charge des patients rencontrés par les professionnels de santé. Il n'y a pas de création de comités d'éthique à proprement parler, mais de groupes de réflexion éthique.

3 - Résultats et analyse

Nous analyserons question par question sous forme d'histogrammes avec un code couleur spécifique pour chaque instance éthique (Orangé = CEH, Bleu = CCPPRB). Lorsqu'un comité **ne se** prononce **pas**, nous adopterons le sigle NSPP au sein des histogrammes.

1-   **Est-il possible pour un individu malade en cours de traitement (radiothérapie, chimiothérapie, chirurgie) ou en phase aiguë de sa maladie cancéreuse de donner une version objective de sa qualité de vie ?**

          Oui   Non

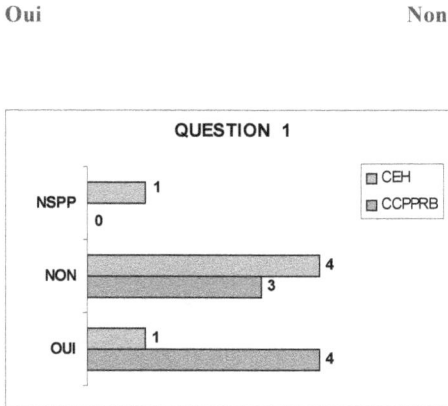

Les CCPPRBs sont divisés sur cette question en 2 groupes homogènes. Les CEHs estiment majoritairement que le patient n'est pas en situation de donner une version objective de sa

QDV. Un comité souligne que sa version ne peut être que subjective, puisque l'essence même du concept de QDV intègre une dimension subjective capitale.

2- **Trouvez vous éthique de soumettre un malade cancéreux à des questionnaires d'évaluation de la qualité de vie (QDV) dans le cadre d'une activité clinique et non de recherche ?**

Oui   Non

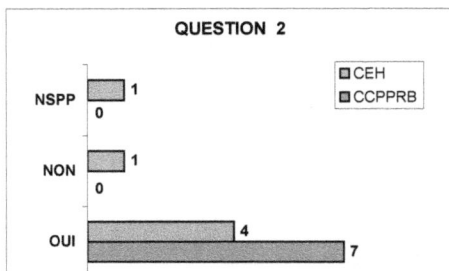

Les CCPPRBs ont un avis unanime en jugeant l'absence de problème éthique à soumettre un malade à un questionnaire de QDV dans le cadre d'une activité clinique. Pour les CEHs , 4 sont en accord avec les CCPPRBs, alors que deux autres ont un avis différent. Il existe une différence d'appréciation entre les deux structures, l'une portée habituellement vers la recherche et l'autre plus impliquée en clinique.

3- **Le concept de vie étant très subjectif et individuel, pensez vous qu'il est mesuré au travers de questionnaires standards tels EORTC QLQ-H&N 35 ou FACT H&N (modèles en annexes) ou autrement dit ces outils sont-ils pertinents ?**

Oui   Non

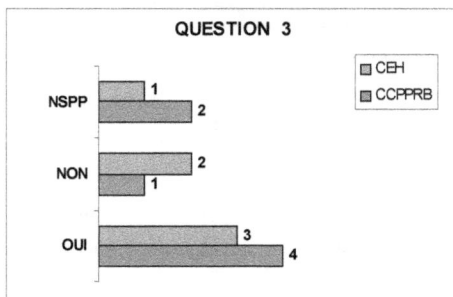

La pertinence de l'évaluation de la QDV par le biais des questionnaires standards est autant remise en cause par les CCPPRBs que par les CEHs. Les CEHs sont très légèrement plus hostiles et critiques que les CCPPRBs mais la différence n'est pas significative au vu du nombre de réponses obtenues. Nous reprenons ici une remarque exprimée par un CCPPRB : « *les réponses aux questions sont induites, suggérées et non spontanées ce qui met à mal la pertinence de l'instrument* ». De même un CEH relativise la capacité de tels outils à refléter avec exactitude le ressenti du malade par rapport à sa QDV en estimant que seule l'écoute du malade au cours d'un entretien peut garantir une évaluation approchée du concept de QDV ressentie.

4-   **Pensez vous que certaines questions peuvent être intrusives pour un malade cancéreux comme celles relatives à la sexualité ou encore celles ayant trait à la vie sociale ?**

   Oui   **Non**

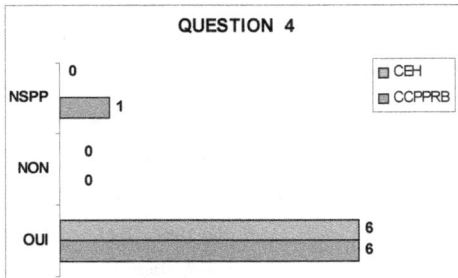

Unanimement et sans aucune divergence, les 2 structures jugent intrusives les questions relatives à la sexualité ou à la vie sociale. Cette analyse confirme les résultats d'études antérieures sur le caractère blessant de certaines questions. Les questions jugées les plus agressives sont celles ayant trait à la mort ou à la sexualité[124].

---

[124] La Marne P. Ethique et qualité. *Espace éthique, éléments pour un débat, 1997-1998*, Paris : Douin, Dossiers de l'AP-HP, 1999

5-   **Selon vous y-a t-il un paradoxe à mesurer ou normer des éléments qualitatifs ?**

Oui   Non

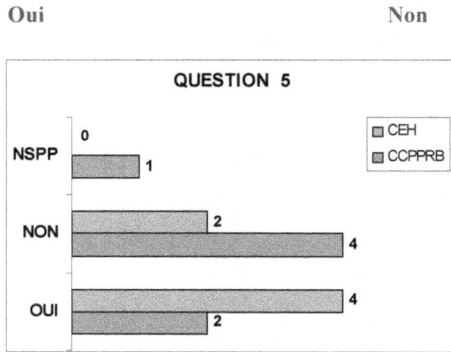

Cette question divise nettement les deux structures. Le problème du paradoxe à normer du qualitatif est clairement exposé par les CEHs alors qu'il n'est pas exprimé par les CCPPRBs. Cette divergence d'analyse s'explique peut-être par la composition desdits comités et une implication différente . Les CEHs sont davantage présents sur le terrain et confrontés à la casuistique, alors que les CCPPRBs émettent des avis sur des protocoles de recherche. Pour Rameix[125], « *La médecine est normée par le quantitatif. Elle utilise cet outil si précieux et fécond qu'est la statistique. Mais elle connaît aujourd'hui les limites du quantitatif. Les maladies chroniques prennent plus d'importance : le but de la médecine n'étant pas la guérison mais l'amélioration maximale de la vie avec la maladie. Les professionnels sont contraints à réintroduire du qualitatif dans un monde quantifié* ».

6 - Est ce le rôle des praticiens de santé de se mêler de qualité de vie ?

Oui   Non

---

[125] Rameix S. Justifications et difficultés éthiques du concept de qualité de vie. *Quelle qualité de vie après la réanimation* , Canouï P, Cloup M, Guillibert E. Paris : ed Douin, 1997, 85-103

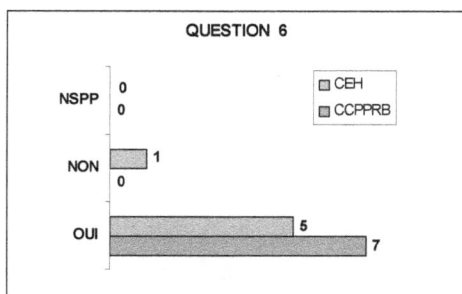

QUESTION 6

Les deux comités accordent un rôle majeur aux praticiens dans le domaine de la QDV. La QDV est un élément constitutif de la définition de la santé. Les professionnels de santé ont une place privilégiée dans le débat sur les partis pris conceptuels et méthodologiques qui sous-tendent les mesures de QDV. Aucune exclusivité des médecins n'est bien entendu revendiquée, un débat est souhaitable entre toutes les personnes qui ont intérêt à faire prévaloir leurs points de vue ou valeurs (malades, associations de malades, assurés sociaux, société, état, administrations, et professionnels de santé).

Attribuer un rôle aux professionnels de santé dans le domaine de la QDV implique qu'ils jouent également celui de moralistes, de conseillers et de réformateurs sociaux en définissant un modèle universel de QDV. Leplège et Hunt[126] posent la question suivante : *N' y a t-il pas médicalisation exagérée de la vie quotidienne, qui risque d'égarer les praticiens dans des domaines situés au-delà de leur compétence ?* et suggèrent que « *La médecine ne devrait-elle pas plutôt, chercher à promouvoir certaines conditions d'accessibilité à une qualité de vie acceptable ? »*

7 - Selon vous le malade peut-il retirer un bénéfice quelconque d'un tel questionnaire en médecine clinique ?

         Oui   **Non**

---

[126] Leplège A, Hunt S. The problem of Quality of Life in medicine. *JAMA* , 1997, 278: 47-50.

QUESTION 7

☐ CEH
☐ CCPPRB

NSPP — 0
      0

NON — 3
      2

OUI — 3
      5

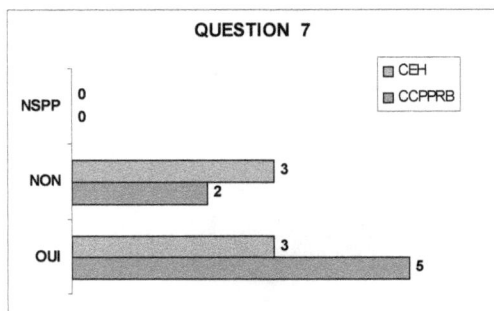

Le bénéfice de l'utilisation des questionnaires en clinique est plus probant pour les CCPPRBs. Le bénéfice est clairement représenté par la verbalisation de la maladie par le patient, un apprentissage au discernement de son état physique et psychique, une participation active à son traitement et une éducation à la santé. Les CEHs sont partagés, avec 3 réponses négatives. Leurs craintes portent sur le bénéfice réel pour le malade sur le plan individuel. Des effets désastreux seront à redouter si le temps imparti au patient par le clinicien est consacré à la collecte des informations, au dépouillement et à la restitution des informations.

8 - **Ces questionnaires de QDV vous apparaissent-ils comme des outils plutôt au service des professionnels de santé (épidémiologistes, économistes de santé, statisticiens,...) ou au service du malade ?**

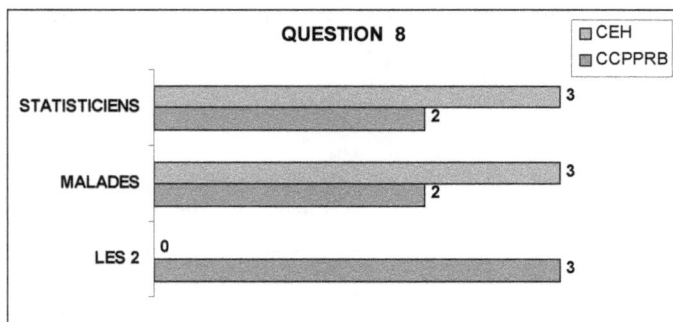

QUESTION 8

☐ CEH
☐ CCPPRB

STATISTICIENS — 3
               2

MALADES — 3
          2

LES 2 — 0
        3

La question est difficile à trancher. La moitié des CEHs a un avis très pragmatique sur l'utilisation possible des outils par les épidémiologistes et statisticiens. Les CCPPRBs ont une réponse plus nuancée.

9 - Respect des grands principes éthiques Nord Américains

Principe de bienfaisance: Devant une situation de souffrance, de vulnérabilité, de dépendance, le principe moral de bienfaisance semble s'imposer avec une grande force. Ce principe de protection du malade affaibli vous semble t-il respecté lorsque le patient est soumis à des tels questionnaires en médecine clinique ?

Oui   **Non**

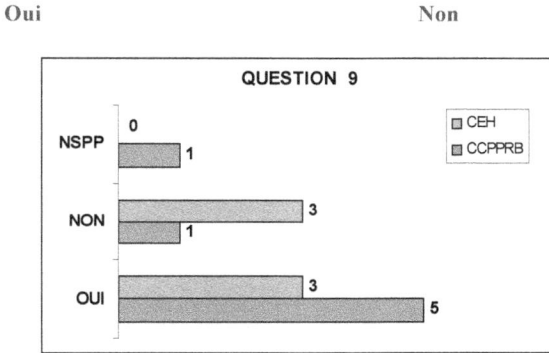

Pour les CCPPRBs, le principe de bienfaisance est respecté (5/7). Les CEHs sont divisés sur cette question en deux groupes numériquement égaux. Le principe de bienfaisance appartient à l'histoire de la médecine. Le serment d'Hippocrate lui accorde une place de premier plan. Faire le bien a toujours été corrélé à la mission de la médecine, le but de celle-ci étant de redonner la santé. Le principe de bienfaisance s'applique par l'évaluation des risques et des avantages, aussi bien en clinique que dans le domaine de la recherche. L'évaluation est une méthode pour vérifier que les risques auxquels sont exposés les sujets sont justifiés. Seul un CCPPRB considère qu'il n'y a pas respect du principe de bienfaisance, mais celui-ci n'argumente pas sa réponse. Les CEHs établis dans une clairvoyance de pratique clinique sont partagés. La différence entre recherche (progrès du savoir) et pratique médicale (bien être du patient) est illustrée par ces deux visions différentes du même principe.

Principe d'autonomie : Le malade est-il libre de ne pas remplir le questionnaire qui lui est proposé au cours d'une hospitalisation. Dans le cas d'un refus du patient est-ce assimilé à un acte de non soin ? Les relations avec son praticien seront-elles altérées ou différentes ?

Le principe d'autonomie est central en éthique biomédicale. L'autonomie d'une personne est la capacité de celle-ci à réfléchir sur ses objectifs personnels et à décider elle même d'agir. Ce principe de respect de la personne sous-tend une autre facette, la protection de ceux dont l'autonomie est diminuée. Tous les comités estiment que le malade est libre de participer ou non à cette évaluation. Un refus ou une abstention de la part du patient ne saurait être assimilé à un refus de soin. L'altération de relation avec le médecin serait envisageable dans l'hypothèse d'une perspective thérapeutique non individualisée pour le patient, avec une perte de confiance dans la relation pour ce dernier. Le principe de non ingérence dans les décisions des êtres présumés autonomes n'exclut pas une attitude paternaliste ou directive à l'égard de certains sujets. Et lorsqu'on décide pour un autre, n'agit-on pas dans son intérêt, ou pour le mieux ? La pratique médicale nous contraint à des choix cornéliens. S'abstenir c'est aussi faire de la médecine. Lorsque se pose l'indication d'une chirurgie palliative ou de propreté lorsqu'une tumeur saigne, s'ulcère et défigure le patient, comment est délivrée l'information au malade et qui prend la décision d'intervenir ?

10 - Ces outils présentent-ils des limites selon vous ?
   Si oui lesquels ?

Oui   Non

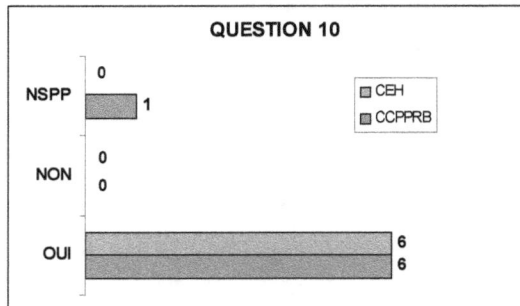

Les limites de tels instruments sont indiscutablement bien identifiées par les deux instances éthiques sollicitées. La subjectivité intimement liée au concept de QDV constitue une limite de l'évaluation elle même. Il est fait part de la pertinence de certaines questions et de leur inadaptation aux patients âgés et défavorisés sur le plan socioculturel. Sur le plan méthodologique, il est souligné le décalage entre l'exploration d'un concept par questionnaire et la réalité de la QDV pour le patient. Un CEH met en garde contre l'intentionnalité du prescripteur, la capacité, les compétences et la disponibilité des professionnels à exploiter les résultats avec les patients.

Un CCPPRB nous fait remarquer qu'il n'y a aucune indécence à s'appliquer à évaluer la QDV lorsque survient une maladie grave qui hypothèque la vie. Ce même comité n'est pas en mesure de se prononcer sur l'existence d'éventuelles limites de tels outils.

11 - **Un questionnaire de QDV peut-il avoir plus, moins ou autant de valeur qu'un autre examen complémentaire pour un professionnel de santé (bilan biologique, radiographie, exploration fonctionnelle...) ?**

plus   moins   autant

QUESTION 11

	CEH	CCPPRB
PLUS	0	1
MOINS	1	2
AUTANT	4	2
NSPP	1	2

Les CEHs défendent le caractère équivalent d'un questionnaire de QDV à un autre examen complémentaire. Les CCPPRBs sont beaucoup plus partagés et nuancés dans leurs réponses en insistant sur le caractère relatif d'un examen complémentaire. Il y aurait un aspect pervers à assimiler un questionnaire de QDV à un examen complémentaire. Nombreux sont les examens complémentaires injustifiés et prescrits par réflexe technique et carence relationnelle. Inscrire les scores à un questionnaire de QDV dans le dossier du malade peut être utile pour suivre l'évolution de l'état de santé du patient au cours du temps. Peu de problèmes éthiques surgissent si ces résultats sont utilisés pour améliorer la communication et susciter de nouvelles interrogations cliniques. Il n'en est pas de même s'ils sont utilisés comme arguments pour choisir un traitement. Il existe toujours des sujets dont les valeurs sont marginales. Des mesures pertinentes pour un groupe de malades ne le sont pas forcément pour un sujet donné. Cela peut conduire des praticiens à prendre une décision allant à l'encontre du patient ou aggravant la qualité de vie de celui-ci.

4 - Discussion

Nous avons déjà abordé la problématique de la pertinence à interroger les CCPPRBs. La question peut donner lieu à plusieurs réponses. A première vue, il est permis de penser qu'une telle démarche d'évaluation s'inscrit parfaitement dans la pratique médicale en faisant appel à des outils de QDV validés en recherche. Ainsi cette évaluation pourrait en définitive s'identifier à une relation thérapeutique. Une réflexion plus approfondie conduit à élargir l'analyse. Il nous paraissait en fait essentiel de garantir aux patients, la « non-invasivité » de telles procédures de la même manière qu'une nouvelle molécule ou technique diagnostique est validée avant son utilisation en pratique quotidienne. A partir de cette réflexion qui devions-nous interroger ? un comité d'éthique de la recherche ou un comité d'éthique clinique ? Il tombait sous le sens à nos yeux que nous devions consulter les deux structures, CCPPRB et CEH, dans une démarche comparative et exhaustive.

L'avis des CEHs nous paraissait une heureuse initiative. Ces comités, dont la tâche est de contribuer à éclairer les décisions médicales difficiles, ont des préoccupations les amenant à prioriser les intérêts du patient. La diversité des membres favorise un éclairage large. D'autres raisons motivaient une intervention des CCPPRBs. La première tient au contexte de la discipline : la cancérologie qui voit se multiplier les innovations thérapeutiques et protocoles avec cette nécessité de les évaluer de façon rigoureuse. Cette exigence éthique est d'autant plus forte que plusieurs innovations thérapeutiques s'avèrent sans avantages, voire décevantes pour ne pas dire mauvaises au bout de quelques temps de mise à l'épreuve. La deuxième raison est le caractère novateur d'une évaluation de QDV en pratique clinique qui ne dispensait pas, bien au contraire, de soumettre aux normes de l'éthique de la recherche ce type de démarche.

Les CCPPRBs, structures incontournables dans le domaine de la recherche, n'ont aucune réticence à soumettre un patient à une étude de QDV en clinique. Les principes de bienfaisance et d'autonomie du patient leur semblent respectés. La littérature comme notre travail relatent des divergences d'avis exprimés par les CCPPRBs notamment sur le bénéfice possible pour le patient. Cette variabilité est due en majorité aux critères d'analyse des questions et à la composition du comité regroupant des personnes possédant des sensibilités différentes[127]. Notre méthode de travail n'a pas permis de nous assurer que les réponses obtenues résultaient d'une discussion collective plutôt que d'une réponse individuelle du Président. La prédominance hiérarchique des médecins au sein des comités, le caractère multidisciplinaire du groupe avec des personnalités fortes peuvent influencer l'éthique de la

---

[127] Fauriel I. *Légitimité des avis rendus par 19 CCPPRB : Étude de leur fonctionnement respectif, des concepts utilisés et des types d'éthique de la discussion employés.* Thèse d'Université Paris 5, Necker : 2004, 407 p

discussion. Des dysfonctionnements internes sont repérés comme le manque de temps, la qualité inégale des rapporteurs.

Les CEHs ont un mode de fonctionnement différent, avec une activité orientée vers la fonction d'accompagnement et de conseil concernant les aspects éthiques de la pratique de soins hospitaliers. Ils ont également un rôle d'assistance à la décision concernant des cas individuels ou des situations spécifiques. Cette expérience fait qu'ils sont plus réservés sur le fait de soumettre un malade à un questionnaire de QDV. La pertinence de l'évaluation est davantage critiquée en ne cautionnant pas l'approche exclusive du concept de QDV par ces instruments. Ils mettent l'accent sur l'importance d'une démarche complémentaire intégrant d'autres paramètres comme le dialogue, l'écoute et la compassion pour garantir une approche globale de la QDV.

Le mode de fonctionnement, la représentativité des membres au sein des deux structures expliquent leur avis distinct sur certaines questions. Il existe une pluralité des regards sur le concept de QDV (subjectivité-objectivité). L'évaluation de la QDV pose un problème épistémologique immense aux comités. Que mesure-t-on réellement ? des pertes objectives (effets secondaires, altérations fonctionnelles, gènes,...), des besoins objectifs, des satisfactions ou attentes subjectives ? Ce problème de la normativité liée à la mesure obtenue est principalement soulevé par les CEHs. Parmi les critiques : la mesure ne cache-t-elle pas une indifférence distanciée par rapport au malade, un moyen d'avoir une bonne conscience, de fuir la difficulté, la souffrance, la responsabilité ? La mesure est la preuve de la réalité d'un fait, pas de sa valeur. Les autres divergences qui opposent réellement les comités sont représentées par la problématique des bénéfices pour le malade d'une évaluation de QDV en clinique. Le bénéfice est évident pour les CCPPRBs, l'essentiel n'étant pas forcément l'outil, mais la finalité de l'acte. Le malade n'a pas choisi sa maladie et encore moins l'attitude du médecin face aux incertitudes de sa pratique. Avoir une approche plus globale des aspirations du patient face aux différentes options thérapeutiques, est incontestablement une démarche éthique. Les résultats très positifs publiés dans de nombreuses études montrent clairement l'intérêt, la richesse et le bénéfice d'une démarche participative assimilant le patient comme partenaire à part entière[128]. Le dépistage d'une souffrance psychologique majeure par ces outils et la nécessité d'un soutien a été validé par Mercier[129].

Les CCPPRBs affirment que le principe de bienfaisance est respecté dans ce contexte, alors que les CEHs ont une approche beaucoup plus nuancée. Le dilemme éthique, principe de

---

[128] Reisine S, Morse DE, Psoter WJ et al. Sociodemographic risk indicators for depressive symptoms among persons with oral cancer or oral epithelial dysplasia. *J Oral Maxillofac Surg*, 2005, 63:513-520
[129] Mercier M, Schraub S, Bransfield D et al. Mesure de qualité de vie. Application au dépistage de la souffrance psychologique chez les patients cancéreux. *Bull Cancer* , 1992, 79 :193-204

bienfaisance *versus* principe de respect de l'autonomie prend une forme particulièrement difficile face à des patients dont les capacités d'autonomie sont limitées (troubles cognitifs, sujets âgés,…).

Indiscutablement les deux comités mettent en relief les limites des instruments de QDV. Les principales réserves ont trait au décalage entre l'exploration d'un concept et la réalité de la QDV pour le patient et le caractère intrusif de certains items (sexualité, vie sociale).

Rameix[125] a listé les multiples limites de telles mesures : pas de standard, pondération des items, subjectivité inégalitaire, insensibilité à l'histoire des personnes et des pathologies, insensibilité au pronostic, à la durée de vie écoulée avec cette maladie, insensibilité aux variations d'attitude devant l'incertitude.

En conclusion, aucun des comités n'est franchement hostile à cette approche instrumentale si des gardes-fous sont installés. La mesure de la QDV semble donc une démarche éthiquement justifiée et même nécessaire, mais son usage impose une vigilance extrême. L'outil comporte deux facettes qui s'opposent. Il permet d'excellentes choses : la sollicitude, le respect de l'altérité d'autrui, de son autonomie, l'humanisation des pratiques mais expose aussi au pire en exerçant un pouvoir sur autrui avec sentiment de bonne conscience et une possible dérive bureaucratique, comptable et utilitariste.

5 - Conclusions

La QDV ne peut être réduite à une norme universelle. Elle doit tenir compte de la diversité des cultures, des lieux de vie et des conditions de développement des sociétés humaines. Elle doit rendre justice aux différences d'échelle et de situation et surtout respecter la variété inter-individuelle des projets de vie et des conceptions du bien. La rationalité et la recherche du meilleur exigent des indicateurs de QDV explorant la dimension globale de la personne et prenant en compte les représentations propres des patients.

Les résultats obtenus avec une participation relative compte tenu des travaux en cours, des sollicitations importantes des comités éthiques n'invalident pas une utilisation dans l'avenir des questionnaires de QDV. En raison de l'importance que revêt aujourd'hui la QDV, les chercheurs ont une responsabilité importante : participer à l'amélioration de la santé, donc de la QDV, de la manière la plus rigoureuse, efficace et équitable possible. C'est une tâche redoutable pour tous les intéressés qui doit fédérer les comités d'éthique de la recherche et d'éthique clinique.

3 ème étude : Recueil et analyse du point de vue des patients sur l'évaluation de la QDV en cancérologie clinique.

1 - Introduction

Depuis que le traitement des néoplasies des VADS est parfaitement standardisé, les complications et séquelles bien définies, nombreux sont les auteurs à s'intéresser à la qualité de vie ressentie par les malades. Dans ce domaine de la cancérologie, la pathologie comme son traitement vont retentir de façon importante sur toutes les dimensions de la QDV.

L'étude publiée par Bjordal[130] sur une cohorte de 204 patients survivants a conclu à un impact négatif calculé à 7 puis 11 ans du traitement initial sur la vie psychique des procédures chirurgicales agressives avec ou sans reconstruction, et la présence d'un syndrome dépressif quel que soit le traitement initial affectant le tiers de l'échantillon. A l'heure actuelle nous disposons de peu d'études prospectives sur la QDV des patients en cancérologie cervico-faciale du fait du nombre important de perdus de vue, de décès, et du coût élevé de ces études. L'appréciation du patient sur le vécu de sa maladie et de son traitement est maintenant considérée comme un critère de jugement utile voire très important en cancérologie clinique lors de traitements lourds avec des bénéfices modestes. Notre étude avait pour objectif de préciser s'il existait des limites éthiques à l'utilisation en pratique clinique des instruments spécifiques de qualité de vie validés en langue Française (FACT H&N 4ème version et EORTC QLQ-H&N 35). Cette enquête repose sur le jugement que les malades portaient eux-mêmes sur leur propre QDV liée à leur santé à un moment donné de leur parcours de soins et à une distance d'au moins une année du diagnostic initial.

2 - Matériels et Méthodes

L' étude s'est étendue sur une période de 16 mois. Il avait été demandé à nos confrères spécialistes maxillo-faciaux, ORL et radiothérapeute contactés au préalable sur la nature de l'enquête (évaluation de la qualité de vie à distance de la maladie) de nous adresser les patients, après information sur la dite étude par une lettre (annexe 8, p.145), régulièrement suivis dans le cadre de leur pathologie tumorale pour réaliser une inclusion suffisante en terme d'effectif. Quarante patients (n = 40) ayant bénéficié d'un traitement pour un cancer des

---

[130] Bjordal K, Kaasa S, Mastekaasa . A quality of life in patients treated for head-and neck cancer: a follow-up study 7-11 years after radiotherapy. *Int. J Radiation Oncology Biol. Phys.*, 1994, 28:847-856

VADS ont été ainsi interrogés. Nous avons inclus 29 hommes (72,5 %) et 11 femmes (27,5 %).

• Les critères d'inclusion étaient les suivants :

Tout patient volontaire pour l'étude, sans distinction d'âge ni de sexe, chez qui a été diagnostiquée une néoplasie des VADS à l'origine d'un traitement quel que soit le protocole thérapeutique (chirurgie, radiothérapie externe, curiethérapie, chimiothérapie).

• Les critères d'exclusion étaient au nombre de trois :

- recul post-opératoire inférieur à une année. Ce délai minimal d'un an a permis de « gommer » les complications post-opératoires immédiates et/ou les effets secondaires immédiats des traitements sur la QDV. L'évaluation de la QDV ressentie par les patients à une année nous semble plus pertinente sur le plan méthodologique comme le soulignent les principales études[131,132] dans ce domaine.

- mauvaise compréhension et maîtrise de la langue française.

- patients en soins palliatifs et en fin de vie. Il nous a paru en effet inopportun, voire d'une ingérence extrême de soumettre un patient en situation de vulnérabilité physique et psychologique à un questionnaire. Ce critère d'exclusion constitue un biais évident puisque nous avons volontairement exclu des patients en échappement thérapeutique, avec des scores de QDV dégradée. Cette recherche à l'intersection du domaine biomédical et du domaine comportemental (qualité de vie) dépend pour le moment de la déontologie des chercheurs. Selon les recommandations formulées par le CCNE, dans l'avis n°38[133] sur la recherche dans les sciences du comportement humain, une demande écrite informant de la réalisation de notre étude a préalablement été transmise au Comité de Protection des Personnes participant à la recherche biomédicale de notre région sanitaire, à savoir Nancy (annexe 9, p.146).

Un entretien de quinze minutes en tête à tête avec l'enquêteur exposait au préalable au patient le thème, le but de l'étude, son cadre, les modalités de déroulement et le temps de participation. Le patient avait la totale liberté de participer ou non à l'étude. Il lui était rappelé la totale confidentialité des résultats donnés, et la garantie d'anonymat. Notre attitude d'ouverture, de curiosité, de respect et d'attention au tout début de l'entretien a permis d'établir une relation de confiance. Il s'agissait pour nous de créer un espace de liberté dans lequel le malade puisse s'exprimer librement, sans crainte ni retenue.

---

[131] De Graeff A, De Leeuw RJ, Ros WJG, *et al.* Long term quality of life of patients with head-and-neck cancer. *Laryngoscope*, 2001, 111:1440-1452

[132] Gritz ER, Carmack CL, De Moor C, *et al.* First year after head-and-neck cancer: quality of life. *J Clin Oncol 1999*, 17:352-360

[133] CCNE. Rapport et recommandation sur la recherche dans les sciences du comportement humain. Avis n° 38, disponible sur : http://www.ccne-ethique.fr

Il est à noter une excellente acceptabilité participative des patients (100%) tous les patients sollicités ayant répondu favorablement à notre demande. Seul un patient a dans un premier temps déclaré ne pas être disposé psychologiquement à participer à l'étude, puis est revenu spontanément quelques semaines après nous proposer son concours. Un débriefing avec la présence d'un psychologue hospitalier était systématiquement proposé lorsque l'entretien était vécu particulièrement difficile pour le patient. Les deux questionnaires de QDV présentés aux patients pendant l'entretien étaient le FACT version 4 module H&N et le QLQ C30 adjoint au module H&N35 de l'E.O.R.T.C. Le choix de ces deux questionnaires reposait sur le fait qu'ils étaient spécifiques des pathologies étudiées, en cohérence avec les objectifs de l'étude, leurs utilisations reconnues, et leurs versions Françaises validées. Leur utilisation dans les précédentes étapes de notre travail de thèse constituait de plus un argument supplémentaire pour une cohérence d'ensemble. Les caractéristiques socio-démographiques de notre cohorte sont rassemblées sous forme de tableau (Fig.13). L'effectif sur le plan du sex-ratio est 2,63 hommes pour 1 femme. L'âge moyen est de 62 ans et 5 mois, le plus jeune patient ayant 34 ans et le plus âgé 89 ans au moment de l'étude. Le niveau socioprofessionnel des patients est très moyen avec plus d'un tiers des sujets (14 /40) soit 35 % de l'échantillon classé dans la catégorie ouvrier non qualifié et sans emploi ou qualification. La première observation sur cette cohorte révèle un sex-ratio peu élevé en comparaison avec les observations habituelles. Selon Barrelier[134], le sex-ratio est globalement de 9,8 pour les localisations exclusives de la cavité buccale. Les dernières statistiques publiées en 1996 avancent des valeurs de sex-ratio respectivement en Europe et en France de 10,83 et de 20,96 pour les cancers des VADS (toutes localisations confondues). Notre échantillon s'est constitué de façon aléatoire en fonction des patients qui nous étaient adressés. Indicativement, sur le Centre Hospitalier Régional de Metz, lieu de notre recrutement, sur l'année 2004, l'effectif total des patients hospitalisés pour une néoplasie des VADS s'est élevé à 288 et se répartit en 238 hommes et 50 femmes. Le calcul du Khi-deux (χ_2) permettant la comparaison de deux échantillons montre que les deux populations ne sont pas différentes (différence entre les 2 pourcentages non significative).

Sexe	CHR Metz 2004	Etude	Total
Hommes	238	29	267
Femmes	50	11	61
Total	288	40	328

Fig 11 : tableau des effectifs observés

[134] Barrelier P, Granon C. *Epidémiologie des cancers de la cavité buccale.* Encycl Méd Chir (Elsevier, Paris) Stomatologie 22-063-B-10, 1997, 8 p

Sexe	Metz 2004	Etude
Hommes	234,4	32,6
Femmes	53,60	7.4

Fig 12 : tableau des effectifs calculés

Khi 2 = Σ (effectif observé- effectif calculé)^2 / effectif calculé

Khi 2 = 2,44. Ce résultat est comparé à 3,84 qui est le seuil à partir duquel un Khi 2 est significatif à 5 % (degré de liberté égal à 1).

Sexe (n=40)	Hommes : 29 (72,5%) Femmes : 11 (27,5%)		
Age (répartition par tranches d'âge)	15-25 :	0	(0%)
	25-34 :	1	(2,5%)
	35-44 :	0	(0%)
	45-54 :	10	(25%)
	55-64 :	14	(35%)
	65-74 :	8	(20%)
	75-84 :	4	(10%)
	85-94 :	3	(7,5%)
Catégorie socioprofessionnelle	Ouvrier non qualifié :	7	(17,5%)
	Ouvrier qualifie :	11	(27,5%)
	Artisan, commerçant :	4	(10%)
	Exploitant agricole :	0	(0%)
	Employé administratif:	7	(17,5%)
	Cadre moyen:	4	(10%)
	Cadre supérieur :	0	(0%)
	Sans emploi :	7	(17,5%)

Figure 13 : caractéristiques socio-démographiques de l'échantillon

Outre les données socio-démographiques, nous avons colligé un certain nombre de données strictement médicales à partir des informations contenues dans les dossiers médicaux.

Les paramètres suivants ont été collectés et puis ordonnés au sein d'un tableau récapitulatif (Fig 14) :

- La localisation initiale de la néoplasie en 5 sites : cavité buccale, oropharynx, hypopharynx, larynx, rhinopharynx et sans localisation initiale pour les cas où la pathologie s'est révélée par une adénopathie cancéreuse pour laquelle les examens complémentaires n'ont pas conduit au site tumoral initial.
- La classification T.N.M[135]de l'U.I.C.C (International Union Against Cancer) 6 ème version diffusée en 2002 indispensable pour homogénéiser les prises en charge thérapeutique.
- Le stade de la pathologie[136] (Staging of Head and Neck Cancer), subdivisé en 5 groupes : 0, 1, 2, 3, 4. Cette classification est très utilisée au sein des publications anglo-saxonnes.
- Le type de traitement effectué : chirurgie [**C**], radiothérapie [**R**], curiethérapie [**Cu**], chimiothérapie [**Ch**] ainsi que les différentes combinaisons thérapeutiques symbolisées par association des deux symboles respectifs (exemples : chirurgie et radiothérapie [**C+R**], chirurgie, radiothérapie et chimiothérapie [**C+R+Chi**]).
- La notion du premier traitement et la récidive (deuxième ou troisième traitement). Au sein de notre échantillon, 8 patients présentaient une récidive de la pathologie, 32 étaient à distance du premier traitement.

Le recul moyen des patients au moment de l'étude par rapport au diagnostic initial de la maladie est de 4 années avec les extrêmes suivants : 13 mois et 33 années. Le cœur de l'étude est basé sur un questionnaire de 9 questions, utilisant une terminologie simple et comprenant 8 questions fermées plus une question ouverte (annexe 10, p.148). Le mode de passation privilégié du questionnaire a été le face à face : il a permis des ajustements lors du questionnement avec la possibilité d'améliorer la compréhension des questions pour certaines personnes, de faire préciser les réponses pour la question ouverte. Une aide a été systématiquement proposée pour la rédaction des réponses lorsque l'état physique du patient affectait leur possibilité rédactionnelle. Considérant notre population, cette méthode de recueil des données a, pensons-nous, contribué à une fiabilité des réponses bien meilleure qu'avec des questionnaires auto-administrés. Toutefois, l'inconvénient réside dans la lourdeur de mise en œuvre, réclamant un investissement en temps considérable. La durée moyenne des

---

[135] Sobin LH, Wittekind Ch. TNM Classification of Malignant Tumours. (6) Ed Wiley-Liss 2002, John Wiley and Sons, Inc., Publication
[136] Shah JP. Staging of Head and Neck Cancer. In Essentials of Head and Neck Oncology. Close LG, Larson DL, Shah JP. New York, 1998

entretiens était de trente minutes avec des entretiens parfois très longs (deux heures pour le plus long). Les données recueillies ont été analysées de façon descriptive.

Caractéristiques	Nombre de patients (n = 40)	Pourcentage
Localisation tumorale		
C.B	15	37,5 %
Oropharynx	6	5 %
Larynx	13	32,5 %
Hypopharynx	2	5 %
Rhinopharynx	1	2,5 %
Pas de localisation primitive (adénopathie)	3	7,5 %
Stade tumoral		
0	1	2,5 %
1	5	12,5 %
2	8	20 %
3	18	45 %
4	8	20 %
Traitement		
Chirurgie (C)	3	7,5 %
Radiothérapie (R)	5	12,5 %
Chir. + Rxth. (C + R)	21	52,5 %
Chir.+Rxth + Curieth.(C + R + Cu)	9	22,5 %
Chir. + Curieth. (C + Cu)	1	2,5 %
Rxth. + Chimioth. (R + Chi)	1	2,5 %
Premier traitement	32	80 %
Second traitement - Récidives	8	20 %

Figure 14 : caractéristiques médicales de l'échantillon

3 - Résultats et analyse

1 - Accepteriez-vous de remplir de tels questionnaires dans le cadre de votre séjour hospitalier afin que l'on évalue votre qualité de vie ?

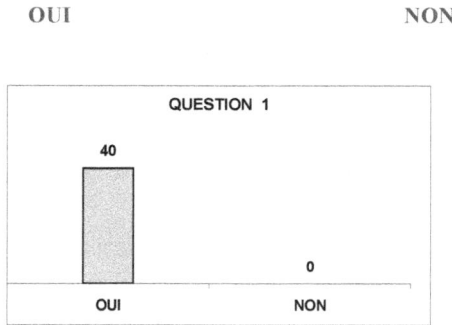

OUI   NON

QUESTION 1

40

0

OUI   NON

A l'unanimité les patients sont volontaires pour participer à une étude de QDV. Cet enthousiasme s'explique par l'espoir de bénéfice personnel consécutif à leur participation. De plus, le malade a un besoin aigu de « conversation » du fait de l'angoisse liée à la maladie, de la crainte de récidive et des traitements. Cet état de fait place le patient dans une situation privilégiée de relation et d'écoute avec le praticien. L'étude de QDV met en relief l'importance des répercussions physiques et psychiques liées au vécu médical. A partir des réponses exprimées, il est indéniable que nous les renvoyons à un travail de réflexion sur ce qu'ils vivent et ressentent. Ils attendent en retour de leur contribution un gain de qualité de vie sur le plan individuel. 5 patients sur l'ensemble de la cohorte nous disent spontanément que leur participation à cette étude servira la cause de l'ensemble des malades plus que leur cause personnelle. Une étude similaire menée par un cadre de santé[137] avait conclu sur un échantillon réduit de 8 patients soumis à 520 questions relatives à la qualité de vie, à une excellente acceptabilité de mesure avec un taux de non-réponse de 1,9%. Ces résultats confirment que le patient est attaché au retentissement de sa maladie, de ses traitements et souhaite le faire connaître.

---

[137] Rispal E. Cancers laryngés et pharyngo-laryngés : évaluation de la qualité de vie des laryngectomisés. *Recherche en soins infirmiers*, 2001, 60 :67-92

2 - Dans l'hypothèse où vous refuseriez d' y répondre pensez-vous que la relation avec votre médecin pourrait être altérée ou modifiée ?

OUI   NON

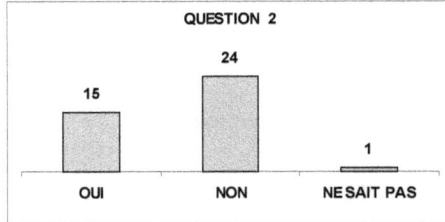

QUESTION 2

Pour 60 % des malades le refus de participation ne modifierait pas leurs relations avec leur médecin. Pour plus d'un tiers des patients (15/40 soit 37,5 %) un refus de participation à une étude de qualité de vie en cancérologie clinique modifierait les relations qu'ils entretiennent avec le médecin demandeur et serait assimilé à un refus de soin ; certains exprimient clairement le fait qu'ils ne doivent pas refuser ce que le médecin propose. Tout se passe comme si en oncologie clinique le consentement s'effaçait au profit d'une totale subordination du malade au clinicien. Les patients atteints de tumeurs des V.A.D.S font preuve d'une grande docilité et manifestent très peu d'opposition à l'autorité compétente et savante, en l'occurrence le médecin. Le refus de participation à une évaluation de QDV par questionnaire est indépendant du sexe, de l'évolution de la maladie selon Mercier[129]. Toujours au cours de cette même étude, on note que les malades hospitalisés bénéficiant d'une association chimio-radiothérapie refusent davantage que ceux traités en ambulatoire. L'explication est probablement liée aux contraintes en rapport avec les traitements et à leur état de fatigue.

3 - Pensez-vous pouvoir profiter d'un bénéfice en terme de qualité de votre vie après avoir répondu à de tels questionnaires ?

OUI   NON

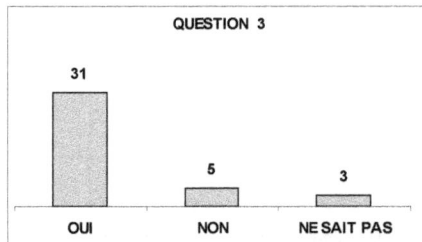

QUESTION 3

80 % des sujets de la cohorte pensent retirer un bénéfice personnel de leur participation. Beaucoup de malades sont amenés à remplir ces questionnaires avec l'espoir d'une analyse individuelle et de ce fait un retour d'informations, avec à la clé un gain de QDV immédiat. Or l'analyse, souvent faite tardivement avec une évaluation globale est sans bénéfice individuel pour le patient. De fait, on manque à une éthique de l'information, lorsque les patients ne bénéficient pas en retour d'éléments profitables suite à l'évaluation de leur QDV ; un second groupe de malades (5/40) plus pragmatique, n'attend rien sur le plan individuel d'une telle évaluation . 3 malades sont dans l'incertitude quant au bénéfice possible d'une telle étude.

4 - Quelle personne est selon vous la plus à même de juger ou d'évaluer votre qualité de vie depuis le début de votre maladie ? (cochez la réponse adéquate)

O votre médecin

O vous même

O votre infirmière

O le psychiatre ou le psychologue

O vos proches (conjoint, parents)

O autre : merci de préciser :

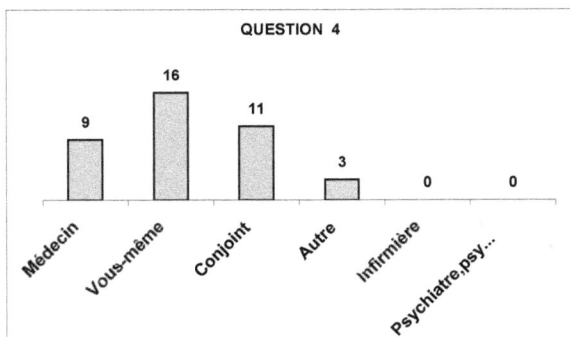

QUESTION 4

Un bon nombre d'études a mis en évidence qu'à l'égard de la QDV, les opinions des médecins, des malades et de leurs proches diffèrent. Quand les médecins sont attentifs en priorité aux signes cliniques et biologiques, les patients s'intéressent à ce qu'ils ressentent et à leur capacité à satisfaire leurs besoins et désirs ; quant aux proches, ils accordent davantage d'importance aux comportements et attitudes face à la maladie.

A peine la moitié de l'échantillon soit 40 % (16/40) estime que ce jugement appartient au patient. Considérer que l'évaluation de la QDV est l'affaire du sujet lui-même va dans le sens d'une réflexion[138] mettant en évidence le fait que les médecins sont plus enclins à déclarer les patients symptomatiques que ne le sont les malades eux-mêmes, mais qu'ils en sous-estiment les répercussions sur la QDV. De la même manière, les médecins majorent davantage le mal être psychologique des malades, leur angoisse et leur dépression et estiment, plus que les malades eux-mêmes qu'ils se sentent en mauvaise santé psychique.

Le conjoint est une tierce personne qui contribue de façon importante pour le malade à l'évaluation de sa QDV puisqu'il est cité en seconde position (11/40).

9 malades confient que l'évaluation de leur propre QDV est du ressort exclusivement de leur médecin. Il faut avoir conscience cependant que les réponses des médecins ne sauraient se substituer à celles des patients ni en garantir la validité.

Si aujourd'hui de nombreux chercheurs s'accordent à penser que l'évaluation de cette QDV doit être le fait des malades eux-mêmes, un jeu subtil se tisse entre cette nécessaire prise en compte de la subjectivité des jugements et l'inconfort scientifique que suscitent de telles données. La confrontation systématique des trois points de vue (praticien, malade et conjoint) devrait permettre de mieux comprendre et garantir les aspirations du malade par rapport à sa maladie, son traitement et sa QDV. Une étude originale menée par Velikova[139] comparant la QDV auto-évaluée par le patient saisissant lui-même les données journalièrement sur ordinateur à celle résultant des données médicales collectées lors des consultations médicales a révélé respectivement et significativement un état de santé plus altéré pour les paramètres suivants: douleurs, nausées, fatigue, perte d'appétit et diverses fonctions physiologiques.

5 - S'est-on réellement préoccupé de votre qualité de vie depuis votre maladie et son traitement ?

OUI   NON

---

[138] Beaufils B. Médecin/malade : deux regards sur la qualité de vie. Congrès de psychologie sociale, Rennes 1999.
[139] Velikova G, Wright P, Smith AB, *et al* : Self reported Quality of life individual cancer patients :concordance of results with disease course and medical records. *J Clin Oncol*, 2001, 19: 2064-2073

QUESTION 5

27

12

3

OUI   NON   NE PEUT REPONDRE

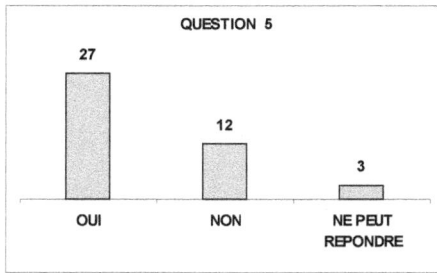

C'est un fait saillant : le degré de préoccupation des professionnels de santé dans le domaine de la QDV envers les patients est jugé bon par 67,5% des sujets.

A peine le tiers de l'effectif (12/40) nous informe que les médecins s'occupent principalement de la maladie et de son traitement. Si la médecine moderne est accusée d'être impersonnelle, c'est pour s'être trop éloignée des modes d'expression des patients, de leur conception de la maladie et du sens qu'elle prend pour eux.

6 - Pensez vous que des questions relatives à votre sexualité sont embarrassantes dans le cadre d'une étude de la qualité de vie ?

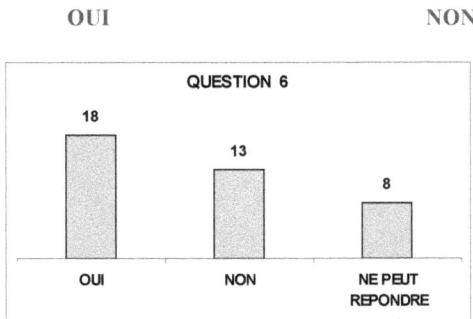

OUI   NON

QUESTION 6

18

13

8

OUI   NON   NE PEUT REPONDRE

Pour le tiers des malades (32,5% soit 13/40) les questions relatives à la sexualité ne sont pas dérangeantes ou gênantes. Pour ces patients, il est au contraire important de poser ces questions car la maladie a entraîné une dégradation de leur vie sexuelle et de couple du fait de la modification importante de leur schéma corporel, une diminution du désir, une fatigue permanente et une dépression chronique. Le rapport à la sexualité étant ainsi transformé, il va de soi que la QDV au sens large s'en trouve modifiée.

Au contraire pour 45% des malades (18/40) ces questions sont réellement gênantes.

8 malades sont incommodés par la question et ne peuvent y répondre. Au total, 65% de l'effectif ressent une gêne, voire une ingérence lorsque des questions relatives à la sexualité sont posées. Parmi les patients troublés, toutes les générations sont affectées. Le plus jeune patient inclus âgé de 34 ans est blessé mais insiste sur la nécessité d'une telle approche, car il existe un non dit pendant la maladie, de nombreuses interrogations quant à l'avenir du couple, et des angoisses face à la perspective d'être géniteur après une radiothérapie cervico-céphalique. Sur le plan numérique, les hommes sont plus nombreux que les femmes (13H-5F) a être concernés par cette problématique sachant que la répartition de l'échantillon sur le plan du sexe ratio était de 2,63 hommes pour 1 femme.

7 - Pensez vous que les questions relatives à votre bien être social sont inadéquates, inadaptées du fait de votre maladie (difficultés à parler, à manger, à s'exprimer, mutilations physiques) ?

OUI   NON

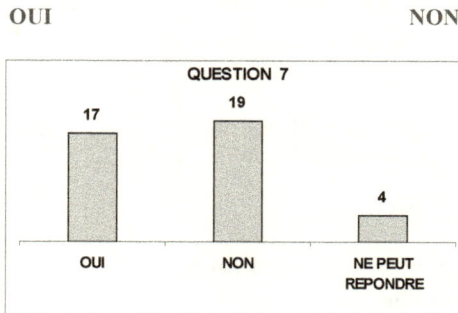

Beaucoup de ces items mesurent les aspects négatifs de la maladie ou des traitements. Les patients peuvent être réticents à répondre aux questions lorsque leurs réponses traduisent l'aggravation ou la dégradation de leur état. Certaines questions portent sur des activités qu'ils ne sont plus en mesure d'accomplir, telles qu'aller au restaurant, soutenir une conversation en raison d'une perte de la voix ou d'une modification du schéma corporel. Il s'en suit une forme d'intrusion à questionner un malade sur l'aspect séquellaire de sa maladie. Cette observation est d'autant plus vraie qu'un rythme rapproché entre plusieurs évaluations peut angoisser le malade mettant à jour une évolution défavorable de son état de santé jusque là refoulée ou réactiver un sentiment d'échec, de combat perdu lorsque le pronostic est très réservé. Ainsi 17 malades soit 42,5 % de l'effectif jugent inadaptées certaines questions en rapport avec leur état de santé. L'inconvenance des questions sous-entend en réalité pour les malades deux aspects différents. L'un que nous venons d'aborder qui est celui de l'ingérence de certains items, l'autre est en relation avec le décalage entre la QDV objectivée par un instrument et la perception qu'en a le patient. L'individu devient sa propre référence, les questionnaires ne sont pas assez sensibles pour servir réellement à prendre des décisions pour un patient donné. La mesure qui en résulte est en quelque sorte une mesure de l'écart entre ce que vit et perçoit une personne donnée et ce qu'elle est sensée vivre. Il n'y a ni pondération propre à l'individu ni préférence du patient pouvant personnaliser une décision thérapeutique.

8 - Pensez vous que ces questionnaires évaluent réellement ce que vous vous pensez être une bonne qualité de vie ?

OUI   NON

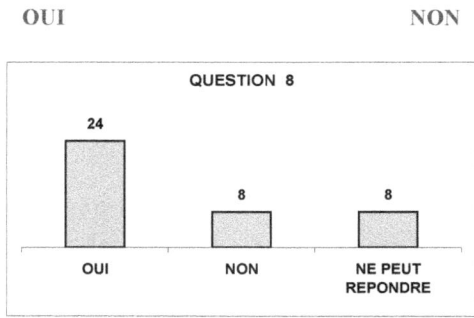

Plus de la moitié de l'effectif (60%) soit 24 malades est satisfaite de l'évaluation de la QDV par ces instruments.

Pour 8 patients (20%), l'évaluation des questionnaires traduit une attente différente ou d'une autre nature. 8 malades ne sont pas en mesure de se prononcer sur la pertinence des questionnaires. La perception que le patient a de sa qualité de vie est en quelque sorte le résultat d'une synthèse permanente d'un certain nombre d'éléments, pondérés selon sa propre dynamique, elle-même présentant des mouvances. Il est incontestable que pour certains, l'évaluation de QDV reste éloignée de ce qu'ils en attendent.

Le modèle conceptuel de la QDV liée à la santé proposé par Gotay[140] illustre bien quels sont en cancérologie les facteurs individuels qui modifient la perception pour un individu de sa propre QDV, ces multiples paramètres ayant une influence au cours du temps. Le patient, amené à évaluer différemment les éléments composant sa QDV devient sa propre référence. La préférence d'un patient ne sera pas forcément celle de l'ensemble des patients atteints de la même maladie. Disposer d'outils centrés sur le patient au regard de la diversité humaine

---

[140] Gotay CC. Trial-related quality of life: Using quality of life assessment to distinguish among cancer therapies. *J Natl Cancer Inst*, 1996, 20: 1-16

devient utopique. Promouvoir les outils hiérarchisant un ensemble de fonctions ou d'éventualités permettrait de tenir compte des variations individuelles, permettant d'asseoir une évaluation sur une base personnelle plutôt que collective. L'outil parfait n'existe pas, l'evidence-based médecine ne peut relever le défi quand l'éthique individuelle prend le pas sur l'éthique collective.

9 - Pouvez - vous à l'aide de quelques mots ou phrases nous dire ce qu'est pour vous une qualité de vie satisfaisante ?

Cette question ouverte invitait les patients à exprimer ce qu'ils estimaient être déterminant pour leur QDV. Il leur était demandé une définition large du concept, non limitée à ce qui est en relation avec la maladie ou les traitements. A notre grande surprise nous constatons qu'un grand nombre de malades est dans l'incapacité d'exprimer ce qui leur est primordial. Le niveau socioculturel relativement bas des sujets composant notre cohorte explique en partie cette observation.

Par ailleurs de nombreux patients ont apprécié de se voir donner la parole au travers de cette question ouverte car très souvent leur possibilité de dialoguer se limite au domaine strictement médical. Certains malades ont manifesté le besoin d'une prise en charge psychologique. Nul mieux que le malade n'est capable d'exprimer ce qui est le plus important dans sa vie, et d'indiquer aux médecins, aux infirmières ou à sa famille quels sont ses besoins, ses désirs et attentes ; autant d'éléments à prendre en compte pour une meilleure prise en charge thérapeutique. Comment alors interpréter une absence de réponse, un refus de participation à une étude de QDV ? Les dimensions les plus fréquemment évoquées par les patients sont représentées par leur autonomie physique à la suite des interventions et leurs conséquences sur leurs activités sociales. Les plaisirs liée à l'oralité (langage, alimentation) sont constamment évoqués comme étant ce qui fait le plus défaut dans leur QDV. En effet, une chose est d'autant plus importante qu'elle a disparu ou qu'elle ne fonctionne plus comme avant. Les besoins insatisfaits évoqués par les malades suivent la typologie de la pyramide de Maslow[141]. Au sommet de cette pyramide se trouve le besoin d'accomplissement, plus bas en s'élargissant l'estime de soi, puis l'appartenance sociale, puis les besoins de sécurité et de protection, et à la base de la pyramide les besoins physiologiques. Ces besoins physiologiques - dits besoins primaires (alimentation, repos, absence de douleur, sexualité) - constituent le véritable soubassement de l'édifice ; non satisfaits, ils auront un impact sur les étages moyens

---

[141] Maslow A H. *Motivation and personality (1954)*. 3 ème éd. NY: Addison Wesley, 1987

et supérieurs. A contrario, les besoins de base satisfaits provoqueront selon le principe d'émergence d'autres besoins dits secondaires, de développement.

Les patients les plus gravement atteints, nécessitant l'assistance d'une tierce personne peuvent vivre péniblement et avec culpabilité la charge imposée à leur entourage. L'appréciation de leur QDV est également le reflet d'une telle prise de conscience et des conséquences de leur fierté blessée, ou de l'incapacité à prouver leur gratitude. Nos résultats font apparaître une ambiguïté : certains patients ont une perception globalement positive de leur qualité de vie alors qu'ils sont confrontés à des multiples difficultés sur le plan somatique, psychologique et relationnel. Ce changement de référentiel connu et révélé par des auteurs comme Breetvelt[142] demande une grande prudence dans l'analyse des résultats au risque de conduire à une sous-évaluation de la QDV ou à un paradoxe de l'évaluation. Nous avons tous en exemple des situations désespérées de patients pour lesquels l'attente est en complet décalage avec ce qui pourrait être espéré. Une complexité comparable existe dans l'appréciation que l'entourage familial ou soignant peut établir de ce que vit un patient et de ce qui est acceptable, tolérable, souhaitable pour ce dernier. L'étude de Brunelli[143] sur l'évaluation de la QDV des malades cancéreux en stade terminal par l'entourage montre une perception avec une mauvaise corrélation sur l'état psychique et cognitif du sujet et plus d'agrément sur l'absence que la présence d'un symptôme.

En clinique, les difficultés pour le praticien d'évaluer la QDV de son malade sont grandes en l'absence de méthodes adéquates. Comment ne pas projeter sur l'autre des sentiments et jugements qui le concernent personnellement ? Comment distinguer l'intolérable pour un patient, ou une perspective d'avenir motivante pour lui, sachant ce que nous sommes prêts à supporter et tolérer nous-même ? Le médecin n'est qu'un observateur et croit ce que lui dit son malade. L'évaluation de QDV s'effectue dans un domaine qualitatif et l'introduction de méthodes quantitatives est nécessaire pour donner une certaine rigueur au concept.

A l'opposé, le jugement négatif émis par quelques patients sur leurs conditions de santé et de vie témoigne de ce qu'ils imaginent que les autres ressentent à leur contact.

Derrière le vocable qualité de vie, les malades nous ont fait comprendre que leur vie ne doit pas être uniquement comprise comme un simple fonctionnement biologique, mais aussi et surtout comme une aventure biographique organisée par des conceptions variées du bien et

---

[142] Breetvelt IS, Van Dam FS. Underreporting by cancer patients: the case of response-shift. *Soc Sci Med*. 1991, 32(9): 981-987
[143] Brunelli C, Costantini M, Di Giulio P *et al.* Quality-of-life evaluation : when do terminal cancer patients and health-care providers agree ? *J Pain Symptom Manage*, 1998, 15(3):149-150

guidée par des projets de vie faisant intervenir toutes les nuances de la perspective humaine sur le monde.

4 - Discussion

L'enquête réalisée avec le partenariat des malades a présenté deux limites majeures.

La première est liée à la compréhension exacte du travail effectué par les patients. Le malade est un acteur, il faut lui donner toutes les explications sur la nature de l'enquête, ses objectifs et ses méthodes. Malgré toute notre bonne volonté nous avons été confrontés à un niveau de compréhension tel que certaines questions n'ont pu obtenir de réponses. L'interrogatoire incite à suspendre un instant ce que le cours de l'existence peut avoir de machinal et d'irréfléchi. Il invite, exercice rarissime en temps ordinaire, à devenir à un moment donné spectateur de soi-même. Difficulté insurmontable pour certains patients. Le questionnement de malades âgés, intoxiqués par l'alcool et le tabac pose des problèmes nécessitant l'intervention de l'enquêteur. Malgré des explications complémentaires, le malade n'est pas toujours en mesure de répondre à certains items. Une question mal comprise peut induire une réponse erronée, conduisant à une sur ou sous estimation de son état de santé et de QDV. L'interprétation des réponses concernant les domaines les plus subjectifs doit être très prudente. Notre dernière question ouverte confirme cette observation.

La deuxième difficulté tient à l'état physique et psychique du malade. Il y a un côté intrusif à poser des questions sur la QDV à un patient chez lequel existent des séquelles fonctionnelles et esthétiques importantes, sans omettre le retentissement psychologique de l'épreuve. Nous ne sommes pas favorables à mesurer la QDV d'un patient en phase terminale du fait du côté intrusif de la démarche et de l'absence de bénéfice possible pour le malade. En médecine palliative, le médecin doit accompagner le mourant jusqu'à ses derniers instants et assurer par des soins et mesures appropriés une qualité de vie qui prend fin. Le choix est fait explicitement d'une prévalence de recherche de qualité sur toute considération de quantité. La crainte d'une très faible qualité de vie peut conduire à démobiliser les soignants, à limiter, voire interrompre les soins. Lorsque la mort est imminente, la mesure peut frôler des valeurs extrêmes et n'apporte rien car les décisions à prendre concernent l'évolution d'un processus naturel.

D'autres biais peuvent apparaître au cours de l'évaluation, sous forme de contraintes pour les patients : ces derniers sont-ils libres de répondre au commanditaire de l'étude présent dans le service hospitalier ? Les patients se doivent-ils d'exprimer une reconnaissance éternelle au chirurgien ? A l'inverse, certains patients, une fois surmontée l'angoisse de mort (en post-opératoire et à distance de la radiothérapie et de la chimiothérapie) peuvent ressentir une amère désillusion à l'égard du corps médical initialement idéalisé, auquel il est reproché de ne pas avoir fait tout le nécessaire pour réduire les effets secondaires.

Les questionnaires utilisés sont extrêmement focalisés sur les capacités fonctionnelles. Le contenu de certains questionnaires n'est pas applicable à tous les sujets interrogés notamment lorsque les questions portent sur certaines activités physiques, sociales ou explorent des domaines privés comme la sexualité. Lorsque l'individu doit faire face à la perspective d'une longue maladie des ajustements interviennent inévitablement pour préserver une certaine satisfaction de vie. Les individus peuvent estimer tout aussi bonne leur QDV, même si leurs performances physiques sont sévèrement altérées. Les échelles ne prennent pas en compte ces capacités d'adaptation, ce qui peut fausser l'appréciation de la QDV et conduire à des évaluations biaisées. Ces outils renforcent et majorent des stéréotypes indésirables en supposant moins bonne la QDV des personnes âgées, handicapées, par rapport aux sujets plus jeunes. Les instruments ne prennent pas en compte la complexité de l'expérience humaine qui reste pourtant le principal centre d'intérêt de médecins. La fédération Belge contre le Cancer a mené une étude consacrée au vécu des malades, tous cancers confondus et à tous les stades. Le dépouillement de plus de 220 questionnaires a fait apparaître que dans 30% des cas les principales difficultés rencontrées tout au long de la maladie restent la lourdeur des traitements et leurs effets secondaires. En second lieu (11,6%) viennent les sentiments de rejet ou de discrimination sociale et professionnelle. La troisième plainte (10,4%) : le nombre trop limité de vrais amis compréhensifs disponibles apportant un vrai soutien. La réaction très positive rencontrée auprès des malades a clairement montré l'intérêt et la richesse d'une démarche participative. Velikova[144] a prouvé qu'en routine l'évaluation de la QDV a non seulement un impact positif sur la relation malade-médecin mais aussi des effets bénéfiques sur l'état émotionnel de certains malades. En cancérologie, le malade devient un « malade-partenaire » . Cela implique non seulement que le médecin ordonne, mais encore qu'il s'accommode avec le patient, avec ses désirs, conscient à la fois du diagnostic et du pronostic, avec sa conception de la QDV, voire avec la dimension spirituelle de sa vie.

5 - Conclusions

Les articles portant sur la QDV des patients atteints de cancers des VADS sont des études de validation de différents questionnaires ou des études descriptives mesurant la QDV des

[144] Velikova G, Booth L, Smith AB *et al.* Measuring quality of life in routine oncology practise improves communication and patient well-being: a randomized controlled trial. *J Clin Oncol*, 2004, 22:714-724

patients dans les suites de leur traitement[145,146]. L'analyse de la littérature montre une chute globale de la QDV des patients avec une récupération progressive mais partielle. Les troubles dépressifs sont extrêmement communs. Même à très long terme, les séquelles (sécheresse buccale, mutilations physiques...) affectent la QDV des patients particulièrement dans leur comportement social et émotionnel. La recherche bibliographie ne retrouve que peu d'études sur l'évaluation de la QDV en clinique[147]. Schwartz[148] a clairement exposé les obstacles majeurs de nature méthodologique et pratique liés à l'interprétation des résultats des évaluations de QDV pour guider les traitements en cancérologie des VADS. Son étude a recensé grâce à Medline, de 1989 à 1999, 445 abstracts comportant les mots-clés « quality of life outcome, head and neck cancer treatment ». 384 articles ont été exclus car non pertinents, seulement 61 articles ont été retenus. Parmi ces derniers sélectionnés, 40 instruments différents de mesure de QDV avaient été utilisés dont 10 non validés et 10 non appropriés à la pathologie. Au final seulement 11 articles soit 18% des 61 publications étaient de qualité scientifique. L'évaluation de la QDV en clinique est fondamentale et susceptible de modifier les pratiques médicales. Au regard de la littérature, de nos résultats, la prudence doit être de mise et nous conseillons d'étendre ce type de recherche à d'autres domaines de la cancérologie.

Du coté des participants (malades), des aspérités sont décelables dans leurs propos, précisément sur les questions de pertinence des outils et de la démarche intrusive de l'évaluation. Il faut en outre souligner que dans les conflits de valeurs et d'intérêts dont nous avons fait état certains n'impliquent finalement pas de désaccord majeur allant jusqu' à la rupture de relation avec le praticien évaluateur. Nous ne pouvons garantir de façon complète la validité de cette approche instrumentale de la QDV du fait de limites conceptuelles, du niveau socio-culturel et de l'état cognitif de notre population cible. Il s'avère primordial d'avoir conscience des limites de ces instruments qui ne doivent en aucun cas se substituer à une relation singulière médecin malade. Briançon[149] a mis en évidence un autre facteur susceptible de modifier la valeur des mesures de QDV au cours du temps : l'effet Hawthorne. Il s'agit d'une modification de l'état de santé ressenti par le patient liée à la simple participation à une étude. Le terrain de notre enquête nous a fait rencontrer des personnes en

[145] List MA, Siston A, Harf D, et al. Quality of life and performance in advanced head and neck cancer patients on concomitant chemoradiotherapy : A Prospective Examination. *J Clin Oncology*, 1999, 17, 3:1020-1028
[146] Pourel N, Peiffert D, Lartigau E *et al*. Quality of life in long-term survivors of oropharynx carcinoma. *Int. J. Radioation Oncology Biol.Phys.*, 2002, 54, 3:742-751
[147] Detmar SB, Muller MJ, Scornagel JH *et al*. Heathl-related quality of life assessments and patient-physicians communication. A randomized controlled trial. *JAMA*, 2002, 288:3027-3034
[148] Schwartz S, Patrick DL, Yueh B. Quality of life outcomes in the evaluation of head and neck cancer treatments. *Arch Otolaryngol Head Neck Surg.*, 2001, 127:673-678
[149] Briançon S, Paul-Dauphin A, Guillemin F *et al*. Qualité de vie et prévention. Quelle utilité ? Quelles

interaction continue avec les équipes médicales, et volontaires pour ce type de recherche inédit. Leur engagement se comprend à partir du sens de leur action : « *je participe, je me sens un peu redevable, j'ai eu des ennuis médicaux, je suis soigné parfaitement, ma principale raison est de rendre service* ». Il est logique de ce fait de comprendre qu'une participation dynamique du patient puisse interférer sur la valeur de la mesure de QDV.

La QDV évaluée par les professionnels de santé exclusivement est significativement moins bonne que celle rapportée par les patients. Ce décalage résulte de l'éloignement existant entre la QDV objective et subjective[150].

La promotion de la QDV s'inspire du souci de ramener les enjeux médicaux à l'échelle humaine, accordant aux questions de sens et de valeur la place qui leur revient dans nos réflexions sur nous-mêmes, sur la vie sociale et sur nos rapports avec les autres et notre environnement. Dans le contexte de la santé, la QDV adopte comme point de vue la globalité de l'individu en réconciliant le corps, l'esprit et les émotions. Elle implique les personnes concernées comme des acteurs de leur vie et non seulement comme des malades, des usagers ou des consommateurs de soins et de médecine. Un abord plus subtil de la QDV en clinique consisterait en une solution d'approche qui allierait harmonieusement le quantitatif au qualitatif. Notre proposition irait dans le sens d'un intermédiaire entre un questionnaire et un entretien. Du point de vue du soin, l'entretien peut représenter une opportunité supplémentaire d'intersubjectivité. Il fonctionne comme un outil thérapeutique : une grille d'évaluation pourrait devenir une occasion de récit et l'accès du malade à sa propre parole. Une fois de plus, c'est bien la rencontre singulière suscitant le récit et l'écoute qui se situe au centre de la QDV, et non plus une grille d'évaluation envisagée pour elle-même.

---

attentes ? *Recherche clinique et qualité de vie.* Paris : Flammarion, 1996, 44-51
[150] Slevin ML, Plant H, Lynch D. Who should mesure quality of life , the doctor or the patient? *Br J Cancer* 1988, 57:109-112

CONCLUSION FINALE

Le concept de QDV est loin d'être exempt d'ambiguïtés. Intuitivement perçu, il mérite d'être appréhendé sur plusieurs modes pour devenir un concept entrant dans une réflexion et permettant au final des décisions autour de l'homme malade. Sans avoir la prétention de répondre à la si complexe définition de la QDV en cancérologie des VADS, nous avons surtout souhaité partager ce qui pouvait être de l'ordre du contenu du concept. Ce thème de QDV nous a permis de dégager plusieurs niveaux de compréhension du sujet atteint de pathologie cancéreuse des VADS :

- le champ médical est incontournable par la spécificité de la pathologie qui requiert une pluridisciplinarité incontournable
- le champ social concerne le mécanisme d'intégration du malade dans son environnement familial, professionnel et médical puisque le patient va devoir vivre et survivre à son cancer
- le champ psychologique, plus difficile à cerner, touche aussi bien à la prévention, à la prise en charge des perturbations et détresses associées à la maladie, aux traitements ainsi qu'au développement de tout ce qui concourt à une valorisation de soi et restauration du mental.

La QDV ne peut plus être une approche exclusivement intellectuelle, abstraite ou encore une thématique à la mode. Elle a désormais un contenu lisible qui permet de la définir, de l'identifier et donc de l'évaluer. Nous devons faire de la QDV un projet qui se partage, c'est-à-dire au centre d'une coordination d'acteurs qui a désormais analysé les enjeux liés au désir de vivre de ceux qui d'entre nous, atteints de pathologie tumorale, nous confient leur destinée.

La mesure de la QDV en cancérologie cervico-faciale représente pour nous un progrès notable. De plus en plus d'essais sont menés pour savoir ce que les patients ressentent et non plus seulement pour savoir comment ils sont ? La cancérologie des VADS est un champ d'application primordial pour ce genre d'évaluation : en dépit des progrès réalisés en termes de contrôle local de la maladie, la survie globale des patients ne progresse pas depuis les vingt dernières années. Le devoir des praticiens est donc, tout en privilégiant les techniques qui permettront d'optimiser les chances de guérison, de prendre en compte la notion de QDV. Encore faut-il que celle-ci soit mesurée du point de vue de la personne la mieux placée pour en parler, c'est à dire le patient. La façon dont les praticiens perçoivent la QDV de leur patient peut n'être que le lointain reflet de la réalité. La mise au point d'échelles et d'instruments est complexe et obéit à un certain nombre de règles. Passé le cap de l'élaboration du questionnaire, un travail de validation doit être mené sur la population cible pour vérifier ce qu'il mesure et ce que vaut cette mesure. L'outil parfait n'existe pas. L'élaboration d'un modèle approché est possible même s'il y a des failles à partir de ce que repèrent les procédures d'évaluation de la qualité de vie, à savoir le décalage existant entre l'objectif et le subjectif. Instaurer de la subjectivité c'est ne plus considérer la QDV de la même manière. Ce n'est plus alors une donnée brute mais un rapport parlé, une tension entre ce qui est écrit par le malade et sa position en tant que locuteur et en tant que référence de ses appréciations. Le souci pour la QDV témoigne déjà d'une mutation dans le regard porté sur le patient et en recherche clinique sur la QDV. La proposition de modèles plus dynamiques demain doit rendre compte de la tension entre le décrit, l'éprouvé et le souhaité.

A l'issue d'une démarche personnelle et collective (concours des confrères hospitaliers et malades) nous espérons avoir contribué au meilleur discernement du concept afin de mieux vivre notre responsabilité de soignant. Notre travail ne dément pas la nécessité d'approches complémentaires : échelles d'évaluation, auto ou hétéro-questionnaires, enquêtes et études prospectives, entretiens pour affiner et améliorer à la fois les outils décisionnels et les méthodes d'évaluation de la QDV.

La médecine moderne vise à augmenter la durée de la vie humaine, à en promouvoir la qualité et à soulager les souffrances liées à la maladie. Cette QDV devient l'objet d'un véritable challenge. Les citoyens seront appelés à participer davantage aux prises de décision pour répondre aux exigences de « transparence » ou « d'éthique ». Il ne s'agit pas de diminuer l'asymétrie qui existe entre patient et médecin, mais de faire ultimement du patient l'expert en charge de la décision le concernant, et de l'éthique le lieu de résolution des conflits de valeurs. La santé ne se définit plus seulement par rapport à la maladie, mais bien plutôt par rapport à des exigences sociales aujourd'hui en pleine évolution, comme par exemple la valorisation de la qualité de vie dans les choix thérapeutiques. La transformation du champ médical et plus largement les évolutions en cours dans le champ de la santé ont pour trame une recomposition des normes et des valeurs.

En posant la question de la QDV que notre médecine peut offrir au malade et en situant l'évaluation aux hauteurs du discernement éthique, tous les protagonistes ont montré à quel point le malade est au cœur de notre action soignante. C'est dans ce sens qu'il est important que tous se penchent sur cette question de la QDV. C'est une idée qui mobilise tout homme de bonne volonté et tout individu attaché à la démocratie et au respect de l'autre. Une fois achevée la lecture de cette thèse, il appartient à chacun de nous, en conscience, de répondre par ses actes à l'appel de l'homme malade, alité, qui interpelle l'homme debout que nous sommes.

	BIBLIOGRAPHIE par ordre de citation

1. Etienne JL. *Le cancer*. Préface. Bugat R, Cabarrot E, Carton M, *et al*. Toulouse : Privat, 2000, 8-9 (Les Classiques Santé)

2. Moizan H, Meningaud JP. Ethical issues in oral implantology. *Rev Odont Stomat* 2003, 32:279-289

3. The National Commission for the Protection of Human Subject of biomedical and behavioral research, *The Belmont Report*, 1978, trad. *In*: Cahiers de bioéthique, Québec, Pr. Un. de Laval,1982, 4: 233-250

4. Hamel O. *Réflexion éthique universitaire en odontologie : évaluation et proposition,* Mémoire de D.E.A., Paris, Université René Descartes Paris 5, 2004

5. Moizan H. Ethique et odontologie. *Information Dentaire* 2004, 20 : 1300-1302

6. Moizan H. *Comité de cancérologie des VADS : Place de l'odontologiste,* Mémoire de D.E.A, Paris, Université René Descartes Paris 5, 2001

7. Raymond L, Dumont P, Estève F *et Al*. Comment améliorer la qualité de vie des patients atteints d'un cancer ORL : résultats d'un concours d'idées. *Med Hyg* 2002, 60: 1935-1938

8. Furetière A. *Dictionnaire Universel (1690)*

9. Lebeer. *Epreuve du cancer* . Bruxelles : éd. Université de Bruxelles, 1998

10. Renard L. *Le cancer apprivoisé* . Bruxelles : éd. Vivez soleil, 1990

11. Israel L. *Le destin du cancer* . Paris : Fayard, 1997

12. Darmon P. *Les cellules folles*. Paris : Plon, 1993

13. Escande JP. *La 2ème cellule*. Paris : Grasset, 1997

14. Thibault O. *Les trahisons de l'ADN*. Montréal : éd Lux, collection « les lettres libres », 1986

15. Pinell P. *Naissance d'un fléau. Histoire de la lutte contre le cancer en France (1890-1940)*. Paris : Métaillé, 1992

16. Zorn F. *Mars*. Paris : Gallimard Folio 1979, 1368

17. Schwartz L. *Métastases*. Paris : Hachette Littératures, 1998

18. Jasmin C. *Cancer aide- toi , la science t'aidera*. Paris : Plon, 1989

19. Borel V. *Vie et mort d'un crabe*. Paris : Librio, 2000

20. Larousse P. *Grand dictionnaire Universel du XIX ème siècle*. Paris : Larousse, Tome 4. Réédition 1990, p252

21. Kernbaum S. *Dictionnaire de Médecine Flammarion*. 6 ème ed. Paris : Flammarion, 1998

22. Hill C. Epidémiologie des cancers des voies aéro-digestives supérieures. *Bull Cancer,* 2000, 5:5-8

23. Rezvani A, Mollié A, Doyon F, *et al. Atlas de la mortalité par cancer en France.* Paris : Inserm, 1997

24. Lefebvre JL, Chevalier D, Demaille A. *Epidémiologie des cancers des voies aéro-digestives supérieures.* Encycl Méd Chir (Elsevier, Paris), Oto-rhino-laryngologie, 20-949-A-10, 1996, 8p

25. Brugère J. *Cancers des voies aéro-digestives supérieures.* Paris : Flammarion, 1987

26. Schwaab G, Brugère J. Un siècle de cancérologie ORL. *Ann Otolaryngol Chir Cervicofac,* 2000, 4:248-253

27. Sanderson RJ, Ironside JAD. Squamous cell carcinomas of the head and neck. *BMJ* 2002, 325:822-827

28. Meunier F. La recherche clinique en cancérologie en Europe: rôle et perspectives de l'EORTC. *Med et Hyg,* 2002, 60:1000-1007

29. Pavy JJ, Denekamp J, Letschert J *et al.* Late effets toxicity scoring: the SOMA scale. *Radiother Oncol.,*1995, 35(1):11-15

30. Soma Scale. Disponible sur : http://www.rotg.org/indexhtml

31. Dale RA, Harrison JS, Redding SW. Oral complications in cancer chemotherapy, cancer incidence, and mortality in the U.S. *Oral Medicine, Oral Diagnosis* (Dental Article Review and Testing) 2003,nov-déc: 552-565

32. Harrison JS, Dale R A, Haveman CW, *et al.* Oral complications in radiation therapy. *Oral Medicine, Oral Diagnosis* (Dental Article Review and testing) 2003, nov-déc: 552-565

33. DGS-DH 98-213. Circulaire relative à l'organisation des soins en cancérologie dans les établissements d'hospitalisation publics et privés

34. DHOS/SDO/2005/101. Circulaire relative à l'organisation des soins en cancérologie

35. Moizan H, Meningaud JP, Giumelli B *et Al.* Comité de cancérologie des VADS et prise en compte des aspects bucco-dentaires. *Rev. Stomato . Chir.maxillofac,* 2003, 104, 1:5-9

36. Plan cancer. Disponible sur : http://www.plancancer.fr

37. Horowitz A, Alfano MC. Performing a death-defying act. *JADA,* 2001,132:5-6

38. Ord RA, Blanchaert JR. Curent management of oral cancer. *JADA,* 2001, 132:19-23

39. Borowski B. *Les soins bucco-dentaires du malade cancéreux.* Paris : Masson 1985, 113-123

40. Maire F, Borowski B, Collangettes D *et al*. S.O.R pour une bonne pratique odontologique en cancérologie. *Bulletin du cancer,* 1999, 86 (7-8):640-665

41. Paunovich ED, Aubertin MA, Saunders MJ et *al* . The role of dentistry in palliative care of the head and neck cancer patient.*Tex. Dent. J.* 2000, 36-45

42. Hopkins A. *Measuring the quality of medical care*. Londres: Royal College of Physicians of London.1990

43. Maire F, Kreher Ph, Toussaint B, Dolivet G, *et al*. Appareillage après maxillectomie : indispensable facteur d'acceptation et de réinsertion. *Rev. Stomatol.Chir maxillofac.* 2000, 101, 1 : 36-38

44. Le Breton D. *La sociologie du corps*. Paris : PUF. Que sais-je, 2678, 1992

45. Bertrand Deligne J, Chene J. Ann Otolaryngol Chir Cervicofac 1996, 113 ,294-298

46. Benoist. Réhabilitation et prothèse maxillo-faciale. Paris :ed Julien Prélat 1978, 65-102

47. Duke LR, Campbell BH, Indresano T *et al*. Dental Status and Quality of Life in long term Head and Neck Cancer Survivors. *The laryngoscope* 2005, 115:678-683

48. Hammerlid E, Silander E, Hornestam L *et al*. Health-related quality of life three years after diagnostic of head and neck cancer:a longitudinal study. *Head Neck,* 2001, 23:113-125

49. Hammerlid E, Ahlner-Elmqvist M, Borjdal *et al*. A prospective multicentre study in Sweden and Norway of mental distress and psychiatric morbidity in head and neck cancer patients. *Br J Cancer* , 1999, 80:766-774

50. Ross B R. The dental clinician and the head and neck cancer patient. *Maxillofacial Rehabilitation. Prosthodontic and surgical considerations*. Beumer J, Curtis TA, Marunick MT. 2 ème ed Tokyo: Ishiyaku EuroAmerica, Inc. St Louis, 1996

51. Bjordal K, Kaasa S. Psychological distress in head and neck cancer patients 7-11 yeas after curative treatment. *Br J Cancer,* 1995, 71:592-597

52. Holloway RL, Hellewell JL, Marbella AM *et al*. Psychosocial effets in long-term head and neck cancer survivors. *Head and neck,* 2005, 281-8

53. Millon T, Green C, Meager R Jr. *Million Behavioral Health Inventory manual*. Minneapolis: National Computers Systems, 1982

54. Sarason IG, Levine HM, Basham RB, *et al*. Assessing social support : the social support questionnaire. *J Person Social Psychol*, 1983, 44:127-139

55. Karnosfsky DA, Burchenal JH. The clinical evaluation of chemotherapeutic agents in cancer. In evaluation of chemotherapeutic agents. Mc Leods CM Eds. Colombia University Press, New York 1949, 191-205

56. American Society of Clinical Oncology. Outcomes of cancer treatment for technology assessment and cancer treatment guidelines. *J Clin Oncol,* 1996, 14:671-679

57. Corbridge R, Cox G. The cost of running a multidisciplinary head and neck oncoloy service-an audit. *Rev Laryngol Otol Rhinol,* 2000, 3:151-153

58. Rey A. *Dictionaire historique de la langue Française.* Paris : Le Robert, 1998

59. Leplège A, Duverger S. La qualité de vie. *Dictionnaire de philosophie morale,* Paris : PUF, 1996, 1237-1241

60. Blondeau D. La qualité de vie. *Ethique,* Paris : Ed. Un., 1992, 5 : 83-87

61. Aristote. *Ethique à Nicomaque.* Paris : Librairie philosophique J. Vrin, trad. Tricot J , 9ᵉ ed.1997

62. Mill JS. *Autobiographie,* 1904, Paris : Alcan, Traduction de Henry de Varigny, 1907

63. Cella DF. Quality of life : Concepts and definition. *J Pain and Symptoms Management,* 1994, 9 :186-192

64. Leplège A. *Les mesures de qualité de vie.* Paris : PUF. Que sais-je, 3506, 1999

65. Bergner MBR, Carter WB, Gilson BS *et al .* The Sickness Impact Profile: development and final revision of a health status measure. *Medical Care,* 1981, 19, 8, 787-805

66. Chwalow A.J, Lurie A, Bean K, *et al.* A french version of the SIP. *Fundam Clin. Pharmacol,* 1992, 6: 319-326

67. Dazord A. Evaluation de la qualité de vie subjective des patients à l'aide d'un questionnaire français : « Profil de Qualité de Vie Subjective (PVQS). *Recherche clinique et qualité de vie,* sous la direction de Jean-Paul Moatti. Médecine-Sciences Paris : Flammarion 1996

68. Hirsch E. Qualité de vie, qualité d'une vie. *La lettre de l'espace éthique.* Paris :AP-HP, 1998, 3-6

69. Calman KC. Quality of life in cancer patients-an hypothesis. *Journal of medical ethics,* 1984, 10, 124-127

70. International quality of life assessment. Disponible sur : http://www.iqola.org/

71. International society for quality of life research. Disponible sur : http://www.isoqol.org/

72. Letzelter N. *Les études de qualité de vie en ophtalmologie.* Th : Méd. : Lyon I, 2000.

73. Cronbach L.S. Coefficient alpha and the internal sructure of test. *Psychometrika* 16, 1951, 297

74. Chwalow J. Les questionnaires : élaboration et validation. *Qualité de vie et évaluation économique en cancérologie*. Schraub S, Mercier M. Paris : Éditions de l'École Européenne d'Oncologie d'Expression Française, 1996, 49-54

75. EuroQol 5D. Disponible sur : http://www.euroqol.org

76. Brooks RG, Jendteg S, Lindgren B, *et al.* EuroQol:health-relates Quality of Life measurement. *Health Policy*, 1991,18(1):37-48

77. SF-36. Disponible sur : http://www.SF-36.org/

78. Ware JE, Sherbourne CD. The MOS 36-items, Short-Form Health Survey (SF36) *Medical Care*, 1992, 30, 473-483

79. Stewart AL, Hays RD, Ware JE. The most short –form general health survey. *Medical care*, 1988, 26(7):724-735

80. Brorsson B, Ifver J, Hyas RD. The Swedish Health-Related Quality of life survey. *Quality of Life Research*, 1993, 28(1)33-45

81. WHOQOL Group. The world Health Organisation quality of life assessment: development and general psychometric properties. *Social Science and Medicine* 1988, 46(12):1569-1585

82. WHOQOL-100. Disponible sur : http://www.who.int/msa/mnh/mhp/documents/ WHOQOL-100

83. Schipper H,Clinch J, Murray MC *et al.* Measuring the quality of life of cancer patients.The Functionnal living index cancer:development and validation. *J Clin Oncol* , 1984, 2:472-483

84. Cella DF,Tulsky DS, Gray G *et al.* The functionnal Assessment of cancer Therapy scale: development and validation of the general mesure. *J Clin Oncol*, 1993, 11:570-579

85. Aaronson NK, Ahmedzal S, Bergman B *et al.* The European Organization for Research and Treatment of Cancer QLQ C-30 : a quality of life instrument for use in international clinical trials in oncology. *J Natl Cancer Inst* , 1993, 85 :365-376

86. UW-QOL. Disponible sur: http://www.proqolid.org/public/UW-QOL

87. Schraub S, Mercier M, Eschwège F, *et al.* Mise au point d'un auto-questionnaire de qualité de vie spécifique des tumeurs des voies aéro-digestives supérieures. *Rev. Epidém. et Santé Publ.*, 1996, 44:346-357

88. List MA, D'Antonio LL, Cella DF *et al* . The performance status scale for head and neck cancer patients and the functional assessment of cancer therapy Head and Neck scale. A study of utility and validity. *Cancer*, 1996, 1 ,77 :2294-2301

89. HNQOL. Disponible sur : http://www.med.unich.edu/oto/scoring

90. HNC. Disponible sur : http://www.jco.org/

91. QOL-RTI/HN. Disponible sur : http://chcr.brown.edu/pcoc/quality

92. Gotay CC, Moore TD. Assessing quality of life in head ans neck cancer. *Qual Life Res,* 1992, 1:5-17

93. Schraub S, Mercier M, Turkeltaub E, *et al*. Mesure de la qualité de vie. *Bull Cancer* 1987, 74 :297-305

94. Rodary C, Leplège A, Hill C. Evaluation de la qualité de vie dans la recherche en cancérologie. *Bull Cancer*, 1998, 85(2):140-148

95. Pocock SJ. A perspective on the role of quality of life assessment in clinical trials. *Control Clin Trials* , 1991, 2:257S-65S

96. Editorial quality of life and clinical trials. *Lancet,* 1995, 346:1-2

97. Osoba D. The quality of life committee of the clinical trials goup of national cancer institute of canada. *Quality of life research*, 1992, 1:211-218

98. Tuech JJ. *Utilisation de la qualité de vie dans les essais de phase III en cancérologie : qualité méthodologique et éthique*. Mémoire de DEA Paris, Université René Descartes Paris 5, 2002

99. Ravazi D. L'évaluation de l'impact psychologique de la maladie cancéreuse. *Qualité de vie et évaluation économique en cancérologie*. Schraub S, Mercier M. Paris : École Européenne d'Oncologie d'Expression Française, 1996, 77-84

100. Loew F, Schnarenberger Cl, Rapin Ch.-H . Quand la recherche de la qualité de vie crée des paradoxes thérapeutiques ou quelques paradoxes de la qualité de vie. *Méd et Hyg,* 1994, 52:2448-2453

101. Svanborg A ,Sixt E, Sundh V *et al*. Subjective health in relation to again and disease in a representative sample at ages 70,75 and 79. *Compr. Gerontol*. 1988, 2:107-113

102. Carr-Hill RA. Background material for the workshop on QALYS: Assumptions of the QALY Procedure. *Social Science and Medicine*, 1989, 29: 469-477

103. Schraub S, Conroy T. *Qualité de vie et cancérologie*. Paris : John Libbey Eurotext, 2002

104. Lockwood M. Qualité de vie et affectation des ressources. *Revue de métaphysique et de morale*, 1987, 92 (3):307-328

105. Fagot-Largeault A. Réflexions sur la notion de qualité de la vie. *Archives de philosophie du droit*, 1991, 36:135-153

106. Hervé C. *Ethique, politique et santé*. Médecine et société. Paris : PUF, 2000

107. Mac Scale. Disponible sur: http://proqolid.org/

108. Laccourreye O, Bassot V, Chène J *et al*. *Surveillance des cancers épidermoïdes ORL*. Paris: Douin Editeurs, 1996

109. Schraub S, Mercier M. Qualité de vie en cancérologie. *Bull Cancer*, 2000, 87(1):117-120

110. Conroy T, Mercier M, Bonneterre J *et al*. French version of Fact-G : Validation and comparison with other cancer-specific instruments. *European Journal of Cancer*, 2004, 40: 2243-2252

111. Rodary C, Leplège A, Hill C. Evaluation de la qualité de vie dans la recherche clinique en cancérologie. *Bull Cancer*, 1998, 85(2): 140-148

112. Cordier A. Disponible sur le site http://www.sante.gouv.fr/htm/actu/cordier

113. Monga U, Tan G, Ostermann HJ. Sexuality in head and neck cancer patients. *Arc Phys Med Rehabil*, 1997,78:298-304

114. Lazarus RS, Folkman S. *Stress apraisal and coping*. New York : Springer, 1984

115. Watson M, Greer S, Young J *et al*.Development of a questionnaire measure of adjustment to cancer : the Mac scale. *Psychol Med*, 1988, 18(1) :203-209

116. Cayrou S, Diches P, Gauvaire-Piquard A *et al*. The mental adjustement to cancer (MAC) scale french replication and assessment of positive and negative adjustement dimensions. *Psycho-Oncology*, 2003, 12(1)8-23

117. Watson M, Greer S, Young J *et al*.Development of a questionnaire measure of adjustment to cancer : the Mac scale. *Psychol Med*, 1988, 18(1) :203-209

118. Schraub S. Communication libre, non publiée Strasbourg. Qualité de vie et cancérologie : évaluation d'instruments disponibles

119. Canoui P. *Quelle qualité de vie après la réanimation ? De l'évaluation à l'éthique*. Paris : Editions Douin, 1996

120. Bergson H. *Essai sur les données immédiates de la conscience*. Paris : Alcan , 1889

121. PHRC. *Recherche clinique et qualité de vie*. Paris : Médecine-Sciences Flammarion, sous la direction de Jean Paul Moatti, 1996

122. Loi Huriet-Sérusclat. Loi n° 8861138 du 20 décembre 1988 (J.O du 22 décembre1988)

123. CCNE. Rapport et recommandation sur les comités d'éthique locaux. Rapport et avis n°13, 7 novembre 1988, disponible sur : http://www.ccne-ethique.fr

124. La Marne P. Ethique et qualité. *Espace éthique, éléments pour un débat, 1997-1998*, Paris : Douin, Dossiers de l'AP-HP, 1999

125. Rameix S. Justifications et difficultés éthiques du concept de qualité de vie. *Quelle qualité de vie après la réanimation* , Canouï P, Cloup M, Guillibert E. Paris : Douin, 1997, 85-103

126. Leplège A, Hunt S. The problem of Quality of Life in medicine. *JAMA* ,1997, 278: 47-50

127. Fauriel I. *Légitimité des avis rendus par 19 CCPPRB : Étude de leur fonctionnement respectif, des concepts utilisés et des types d'éthique de la discussion employés.* Thèse d'Université Paris 5, Necker : 2004, 407p

128. Reisine S, Morse DE, Psoter WJ *et al.* Sociodemographic risk indicators for depressive symptoms among persons with oral cancer or oral epithelial dysplasia. *J Oral Maxillofac Surg*, 2005, 63:513-520

129. Mercier M, Schraub S, Bransfield D *et al.* Mesure de qualité de vie. Application au dépistage de la souffrance psychologique chez les patients cancéreux. *Bull Cancer* , 1992, 79:193-204

130. Bjordal K, Kaasa S, Mastekaasa A . A quality of life in patients treated for head-and-neck cancer: a follow-up study 7-11 years after radiotherapy. *Int. J. Radiation Oncology Biol. Phys.*, 1994, 28:847-856

131. De Graeff A, De Leeuw RJ, Ros WJG, *et al.* Long term quality of life of patients with head-and-neck cancer. *Laryngoscope,* 2001, 111:1440-1452

132. Gritz ER, Carmack CL, De Moor C, *et al.* First year after head-and-neck cancer: quality of life. J Clin Oncol 1999, 17:352-360

133. CCNE. Rapport et recommandation sur la recherche dans les sciences du comportement humain. Avis n° 38, disponible sur : http://www.ccne-ethique.fr

134. Barrelier P, Granon C. *Epidémiologie des cancers de la cavité buccale.* Encycl Méd Chir (Elsevier, Paris) Stomatologie 22-063-B-10, 1997, 8 p

135. Sobin LH, Wittekind Ch. TNM Classification of Malignant Tumours. (6) Ed Wiley-Liss 2002, John Wiley and Sons, Inc. Publication

136. Shah JP. Staging of Head and Neck Cancer. In Essentials of Head and Neck Oncology. Close LG,Larson DL, Shah JP. New York 1998

137. Rispal E. *Cancers laryngés et pharyngo-laryngés : évaluation de la qualité de vie des laryngectomisés.* Recherche en soins infirmiers, 2001, 66:67-92

138. Beaufils B. Médecin/malade : deux regards sur la qualité de vie. Congrès de psychologie sociale, Rennes , 1999

139. Velikova G, Wright P, Smith AB, *et al* : Self reported Quality of life individual cancer patients :concordance of results with disease course and medical records. *Journal of clinical Oncology*, 2001, 19:2064-2073

140. Gotay CC. Trial-related quality of life assessement to distinguish among cancer therapies. *J Natl Cancer Inst*, 1996, 20:1-16

141. Maslow A H. Motivation and personality (1954). 3ème éd. NY:Addison Wesley, 1987

142. Breetvelt IS, Van Dam FS. Underreporting by cancer patients:the case of response-shift. *Soc Sci Med*. 1991, 32(9): 981-987

143. Brunelli C, Costantini M, Di Giulio P *et al*. Quality-of-life evaluation :when do terminal cancer patients and health-care providers agree ? *J Pain Symptom Manage* , 1998, 15(3):149-150

144. Velikova G, Booth L, Smith AB *et al*. Measuring quality of life in routine oncology paractise improves communication and patient well-being: a randomized controlled trial. *J Clin Oncol* , 2004, 22:714-724

145. List MA, Siston A, Harf D, et al. Quality of life and performance in advanced head and neck cancer patients on concomitant chemoradiotherapy : A Prospective Examination. *J Clin Oncology*, 1999, 17, 3:1020-1028

146. Pourel N, Peiffert D, Lartigau E *et al*. Quality of life in long-term survivors of oropharynx carcinoma. *Int. J. Radioation Oncology Biol. Phys*., 2002, 54, 3:742-751

147. Detmar SB, Muller MJ, Scornagel JH *et al*. Heathl-related quality of life assessments and patient-physicians communication. A randomized controlled trial. *JAMA*, 2002, 288:3027-3034

148. Schwartz S, Patrick DL, Yueh B. Quality of life outcomes in the evaluation of head and neck cancer treatments. *Arch Otolaryngol Head Neck Surg.,* 2001, 127:673-678

149. Briançon S, Paul-Dauphin A, Guillemin F *et al*. Qualité de vie et prévention. Quelle utilité ? Quelles attentes ? *Recherche clinique et qualité de vie*. Paris : Flammarion, 1996, 44-51

150. Slevin ML, Plant H, Lynch D. Who should mesure quality of life, the doctor or the patient ? *Br J Cancer*, 1988, 57:109-112

Annexe 1

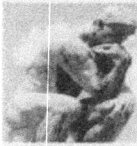

UNIVERSITE PARIS René DESCARTES - PARIS V
Faculté de Médecine Necker – Enfants Malades
**Laboratoire d'Éthique Médicale, de droit de la santé
et de santé publique
Directeur : Pr. Christian HERVE**

1er Prix de la Culture scientifique et technique décerné par la direction de la recherche
à l'Académie des Sciences le 27 octobre 1999

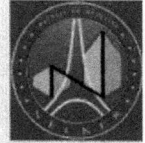

Paris, le 10 avril 2003,

Le Laboratoire d'Ethique Médicale et de Santé Publique de la Faculté Necker-Enfants Malades, Paris V (Directeur Pr C. HERVE) réalise une enquête nationale sur l'utilisation des questionnaires de qualité de vie dans le domaine de la cancérologie des voies aériennes digestives supérieures. La qualité de vie est un concept ambigu, complexe à définir car multifactoriel. La grande variété de travaux se réclamant du vocable de « qualité de vie » est impressionnante : la qualité de vie est devenue plus qu'un concept à la mode, un enjeu de taille. En médecine clinique la tendance actuelle est à l'utilisation de questionnaires d'évaluation de qualité de vie (QDV) dits généraux ou spécifiques qui explorent les divers aspects du concept, liés à la pathologie de l'organe, aux thérapeutiques, ou à d'autres domaines comme la sexualité, la spiritualité, le coping (faire-face)…
L'objet de notre étude est d'évaluer la problématique éthique émergeant lors de l'utilisation de ces questionnaires, non plus dans le contexte de protocoles de recherche mais dans le cadre d'un exercice clinique en cancérologie. La véritable réflexion doit porter aujourd'hui sur la pertinence des outils utilisés et leur limite quant aux objectifs poursuivis. Aussi, dans cette démarche, nous vous serions extrêmement reconnaissants de prendre un peu de votre temps pour répondre au questionnaire anonyme et de nous le réexpédier dans l'enveloppe affranchie ci-jointe.

Par avance nous vous remercions de votre collaboration, nous nous engageons à respecter une totale confidentialité des réponses et à vous faire part de nos résultats à l'issue de notre recherche.

Nous vous prions d'agréer, madame, Monsieur, l' expression de nos salutations confraternelles.

Dr MOIZAN Hervé	Pr SCHRAUB Simon	Pr HERVE Christian
Odontologiste des hôpitaux	Directeur Institut Strauss	Directeur L.E.M
CHR Metz	Strasbourg	Paris

QUESTIONNAIRE destiné aux odontologistes hospitaliers   N°

1 - Dans votre domaine spécifique, à savoir l'odontologie hospitalière et la prise en charge des malades atteints de cancers cervico-faciaux, comment définiriez vous personnellement en quelques lignes ou mots clés le concept de qualité de vie (QDV) ?

2 - Selon vous dans votre activité professionnelle avez vous le sentiment d'œuvrer dans ce domaine de la qualité de vie et si oui comment ?

3- Trouvez- vous que les divers aspects de la santé bucco-dentaire ainsi que les séquelles au niveau de la sphère orale des thérapeutiques (chirurgie, radiothérapie, chimiothérapie) sont évalués au travers des questionnaires spécifiques de la QDV module ORL comme celui du FACT H&N (4ème version) et du questionnaire EORTC QLQ-H&N 35 (modèles ci-joints) ?

4 - Trouvez- vous éthique de soumettre un malade cancéreux à un questionnaire d'évaluation de QDV dans le cadre d'une activité clinique ?

Oui   Non

      si non pourquoi ?

5 - Les questions explorant les activités sociales surlignées en vert dans le texte des questionnaires EORTC QLQ H&N 35, du FACT H&N 4ème version sont-elles intrusives pour un malade porteur d'un cancer des V.A.D.S ?

Oui   Non

      Si oui pourquoi ?

6 - Les questions relatives à la sexualité surlignées en jaune dans le texte (GS7 du questionnaire FACT H&N 4ème version , 59 et 60 du questionnaire EORTC- QLQ H&N35) sont-elles intrusives pour le malade ?

Oui   Non

      Si oui pourquoi ?

7 - Les questions relatives au « coping » traduit en Français par les stratégies d'adaptation et la façon de s'ajuster aux situations difficiles (Questionnaire MAC Scale 44) sont-elles embarrassantes pour le malade ?

     Oui   **Non**

8 - Pensez- vous que la QDV concept très subjectif et individuel est réellement mesuré au travers de tels questionnaires ou en d'autres termes ces outils sont-ils pertinents ?

                Oui   **Non**

9 - Y a t-il selon vous un paradoxe à mesurer donc à quantifier des éléments qualitatifs ?

                Oui   **Non**

10 - Le malade qui accepte de répondre à de tels questionnaires d'évaluation de QDV peut-il retirer un bénéfice quelconque en médecine clinique ?

Oui   Non

11- Ces questionnaires de QDV sont-ils des outils plutôt au service :
des professionnels de santé (épidémiologistes, économistes de santé, statisticiens,...)
ou au service du malade ?

12 - Ces outils présentent-ils des limites selon vous, si oui lesquelles ?

Oui   Non

Merci de votre collaboration

EORTC QLQ - H&N35

Les patients rapportent parfois les symptômes ou problèmes suivants. Pourriez-vous indiquer, s'il vous plaît, si, durant la semaine passée, vous avez été affecté par l'un de ces symptômes ou problèmes. Entourez, s'il vous plaît, le chiffre qui correspond le mieux à votre situation.

Au cours de la semaine passée:	Pas du tout	Un peu	Assez	Beaucoup
31. Avez-vous eu mal dans la bouche?	1	2	3	4
32. Avez-vous eu mal à la mâchoire?	1	2	3	4
33. Avez-vous eu des douleurs dans la bouche?	1	2	3	4
34. Avez-vous eu mal à la gorge?	1	2	3	4
35. Avez-vous eu des problèmes en avalant des liquides?	1	2	3	4
36. Avez-vous eu des problèmes en avalant des aliments écrasés?	1	2	3	4
37. Avez-vous eu des problèmes en avalant des aliments solides?	1	2	3	4
38. Vous êtes-vous étranglé(e) en avalant?	1	2	3	4
39. Avez-vous eu des problèmes de dents?	1	2	3	4
40. Avez-vous eu des problèmes à ouvrir largement la bouche?	1	2	3	4
41. Avez-vous eu la bouche sèche?	1	2	3	4
42. Avez-vous eu une salive collante?	1	2	3	4
43. Avez-vous eu des problèmes d'odorat?.	1	2	3	4
44. Avez-vous eu des problèmes de goût?	1	2	3	4
45. Avez-vous toussé?.	1	2	3	4
46. Avez-vous été enroué(e)?	1	2	3	4
47. Vous êtes-vous senti(e) mal?	1	2	3	4
48. Votre apparence vous a-t-elle préoccupé(e)?	1	2	3	4

Annexe 3 (suite)

Au cours de la semaine passée:	Pas du tout	Un peu	Assez	Beaucoup
49. Avez-vous eu des difficultés à manger?	1	2	3	4
50. Avez-vous eu des difficultés à manger devant votre famille?	1	2	3	4
51. Avez-vous eu des difficultés à manger devant d'autres personnes?	1	2	3	4
52. Avez-vous eu des difficultés à prendre plaisir aux repas?	1	2	3	4
53. Avez-vous eu des difficultés à parler à d'autres personnes?	1	2	3	4
54. Avez-vous eu des difficultés à parler au téléphone?	1	2	3	4
55. Avez-vous eu des difficultés à avoir un contact social avec votre famille?	1	2	3	4
56. Avez-vous eu des difficultés à avoir un contact social avec vos amis?	1	2	3	4
57. Avez-vous eu des difficultés à sortir en public?	1	2	3	4
58. Avez-vous eu des difficultés à avoir un contact physique avec votre famille ou vos amis	1	2	3	4
59. Avez-vous éprouvé moins d'intérêt aux relations sexuelles?	1	2	3	4
60. Avez-vous éprouvé moins de plaisir sexuel?	1	2	3	4

Au cours de la semaine passée:	Non	Oui
61. Avez-vous pris des anti-douleurs?	1	2
62. Avez-vous pris des suppléments nutritionnels (à l'exclusion de vitamines)?	1	2
63. Avez-vous utilisé une sonde d'alimentation?	1	2
64. Avez-vous perdu du poids?	1	2
65. Avez-vous pris du poids?	1	2

FACT H&N (4 ème version)

Vous trouverez ci-dessous une liste de commentaires que d'autres patients, atteints de la même maladie, ont jugé importants. **Veuillez indiquer, en entourant un chiffre sur chaque ligne, dans quelle mesure chacune de ces propositions était vraie en ce qui vous concerne durant ces 7 derniers jours.**

	Bien-être physique	Pas du tout	Un peu	Moyen- nement	Beau- coup	Énormé -ment
GP1	**Je manque d'énergie**	0	1	2	3	4
GP2	J'ai des nausées	0	1	2	3	4
GP3	À cause de mon état physique, j'ai du mal à répondre aux besoins de ma famille	0	1	2	3	4
GP4	J'ai des douleurs	0	1	2	3	4
GP5	Je suis dérangé(e) par les effets secondaires du traitement	0	1	2	3	4
GP6	Je me sens malade	0	1	2	3	4
GP7	**Je suis obligé(e) de rester alité(e)**	0	1	2	3	4

	Bien-être social / familial	Pas du tout	Un peu	Moyen- nement	Beau- coup	Énormé -ment
CS1	Je me sens proche de mes amis	0	1	2	3	4
GS2	Ma famille me soutient moralement	0	1	2	3	4
GS3	Mes amis me soutiennent	0	1	2	3	4
GS4	Ma famille a accepté ma maladie	0	1	2	3	4
GS5	Je suis satisfait(e) de la communication avec ma famille au sujet de ma maladie	0	1	2	3	4
GS6	Je me sens proche de mon (ma) partenaire (ou de la personne qui est mon principal soutien)	0	1	2	3	4
Q1	*Quel que soit votre niveau actuel d'activité sexuelle en ce moment, pouvez-vous répondre à la question suivante. Si vous préférez ne pas y répondre, cochez cette case et passez à la section page suivante.* ☐					
GS7	**Je suis satisfait(e) de ma vie sexuelle**	0	1	2	3	4

Annexe 4 (suite)
Veuillez indiquer, en entourant un chiffre sur chaque ligne, dans quelle mesure chacune de ces propositions était vraie en ce qui vous concerne durant ces 7 derniers jours.

	Bien-être émotionnel	Pas du tout	Un peu	Moyen-nement	Beau-coup	Énormé-ment
GE1	Je me sens triste	0	1	2	3	4
GE2	Je suis satisfait(e) de la façon dont je fais face à ma maladie	0	1	2	3	4
GE3	Je perds l'espoir dans le combat contre ma maladie	0	1	2	3	4
GE4	Je me sens nerveux (se)	0	1	2	3	4
GE5	Je suis préoccupé(e) par l'idée de mourir	0	1	2	3	4
GE6	**J'ai peur que mon état s'aggrave**	0	1	2	3	4

	Bien-être fonctionnel	Pas du tout	Un peu	Moyen-nement	Beau-coup	Énormé-ment
GF1	Je me sens capable de travailler (y compris le travail à la maison)	0	1	2	3	4
GF2	Mon travail (y compris le travail à la maison) me donne de la satisfaction	0	1	2	3	4
GF3	Je suis capable de profiter de la vie	0	1	2	3	4
GF4	J'ai accepté ma maladie	0	1	2	3	4
GF5	Je dors bien	0	1	2	3	4
GF6	J'apprécie toujours mes loisirs habituels	0	1	2	3	4
GF7	Je suis satisfait(e) de ma qualité de vie actuelle	0	1	2	3	4

Annexe 4 (suite)
Veuillez indiquer, en entourant un chiffre sur chaque ligne, dans quelle mesure chacune de ces propositions était vraie en ce qui vous concerne durant ces 7 derniers jours.

	Autres sujets d'inquiétude	Pas du tout	Un peu	Moyen-nement	Beau-coup	Énormé-ment
H&N 1	Je suis capable de manger ce que j'aime	0	1	2	3	4
H&N 2	J'ai la bouche sèche	0	1	2	3	4
H&N 3	J'ai du mal à respirer	0	1	2	3	4
H&N 4	Ma voix garde sa qualité et sa force habituelle	0	1	2	3	4
H&N 5	Je peux manger autant que je veux	0	1	2	3	4
H&N 6	Je ne suis pas du tout satisfait(e) de l'apparence de mon cou et de mon visage	0	1	2	3	4
H&N 7	Je peux avaler naturellement et facilement	0	1	2	3	4
H&N 8	Je fume (des cigarettes ou autres)	0	1	2	3	4
H&N 9	Je bois de l'alcool (par ex: bière, vin, etc.)	0	1	2	3	4
H&N 10	Je suis capable de communiquer avec les autres	0	1	2	3	4
H&N 11	Je peux manger des aliments solides	0	1	2	3	4
H&N 12	J'ai des douleurs dans la bouche, à la gorge et au cou	0	1	2	3	4

ECHELLE D'AJUSTEMENT MENTAL AU CANCER
MAC 44

Les énoncés ci-dessous décrivent les réactions des personnes atteintes de cancer. Veuillez entourer, à droite de chaque énoncé, le chiffre précisant dans quelle mesure cet énoncé s'applique à vous actuellement. Par exemple, si l'énoncé ne s'applique vraiment pas à votre réaction, entourez le chiffre 1 dans la première colonne.

	ne s'applique pas du tout à moi	ne s'applique pas à moi	s'applique à moi	s'applique totalement à moi
2 – J'ai l'impression que je ne peux rien faire pour me remonter le moral.	1	2	3	4
3 – J'ai l'impression que mes problèmes de santé m'empêchent de faire des projets d'avenir.	1	2	3	4
4 – Je crois que mon attitude positive sera bénéfique à ma santé.	1	2	3	4
5 – Je ne supporte pas très bien ma maladie.	1	2	3	4
6 – Je crois fermement que je vais aller mieux.	1	2	3	4
7 – Je sens que rien de ce que je peux faire ne fera la différence.	1	2	3	4
9 – Je sens que la vie est sans espoir.	1	2	3	4
13 – J'ai des projets pour l'avenir, par exemple les vacances, le travail, le	1	2	3	4
14 – J'ai peur que le cancer récidive ou empire.	1	2	3	4
16 – Je crois que mon état d'esprit peut beaucoup influer sur ma santé.	1	2	3	4
17 – Je sens qu'il n'y a rien que je puisse faire pour m'aider.	1	2	3	4
18 – J'essaie de continuer ma vie comme je l'ai toujours fait.	1	2	3	4
20 – Je suis déterminé(e) à laisser tout cela derrière moi.	1	2	3	4
21 – J'ai du mal à croire que cela me soit arrivé.	1	2	3	4
22 – Je souffre d'une grande angoisse à ce sujet.	1	2	3	4
23 – Je n'ai pas beaucoup d'espoir pour le futur.	1	2	3	4
24 – En ce moment, je vis au jour le jour.	1	2	3	4
25 – J'ai envie d'abandonner.	1	2	3	4
26 – J'essaie de garder le sens de l'humour par rapport à ça.	1	2	3	4
31 – J'essaie d'avoir une attitude très positive.	1	2	3	4
32 – Je reste assez occupé(e), afin de ne pas avoir le temps d'y penser.	1	2	3	4
36 – Je me sens complètement perdu(e) à l'égard de ce que je dois faire.	1	2	3	4
37 – Je me sens très en colère contre ce qui m'est arrivé.	1	2	3	4
38 – Je ne crois pas vraiment que j'avais le cancer.	1	2	3	4
39 – Je m'axe sur les aspects positifs de ma vie.	1	2	3	4
40 – J'essaie de combattre la maladie.	1	2	3	4
41 – Je n'arrive pas à faire face.	1	2	3	4
42 – Je suis un peu effrayé(e).	1	2	3	4
43 – Je suis très optimiste.	1	2	3	4
44 – Je suis déterminée à vaincre cette maladie.	1	2	3	4
45 – Je suis terrifié(e).	1	2	3	4
48 – Je ne peux pas dormir la nuit tellement je m'inquiète.	1	2	3	4
49 – Je nie le fait que j'avais un cancer.	1	2	3	4
52 – Je repousse délibérément hors de mon esprit toute pensée sur le	1	2	3	4
53 – Je ne peux pas le supporter.	1	2	3	4
54 – Je suis perturbé(e) par le fait d'avoir un cancer.	1	2	3	4
55 – Ne pas y penser m'aide à faire face.	1	2	3	4
56 – Je n'ai pas eu de cancer.	1	2	3	4

57 – Je fais des efforts pour ne pas penser à ma maladie.	1	2	3	4
58 – C'est une sensation dévastatrice.	1	2	3	4
60 – Je sais que ça va bien finir.	1	2	3	4
61 – Je me distrais quand des pensées sur ma maladie me viennent à	1	2	3	4
62 – Je suis anxieux(se).	1	2	3	4
66 – Je pense que c'est la fin du monde.	1	2	3	4

139

Annexe 6

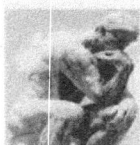

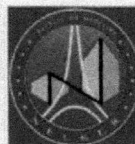

Paris, le 10 mai 2003

Le Laboratoire d'Ethique Médicale et de santé Publique de la Faculté Necker-Enfants Malades, Paris V (Directeur Pr C. HERVE) réalise une enquête nationale sur l'utilisation des questionnaires de qualité de vie dans le domaine de la cancérologie des voies aériennes digestives supérieures. La qualité de vie est un concept ambigu, complexe à définir car multifactoriel. La grande variété de travaux se réclamant du vocable de « qualité de vie » est impressionnante : la qualité de vie est devenue plus qu'un concept à la mode, un enjeu de taille. En médecine clinique la tendance actuelle est à l'utilisation de questionnaires d'évaluation de qualité de vie (QDV) dits généraux ou spécifiques qui explorent les divers aspects du concept, liés à la pathologie de l'organe, aux thérapeutiques, ou à d'autres domaines comme la sexualité, la spiritualité, le coping (faire-face)…
L'objet de notre étude est d'évaluer la problématique éthique émergeant lors de l'utilisation de ces questionnaires, non plus dans le contexte de protocoles de recherche mais dans le cadre d'un exercice clinique en cancérologie. La véritable réflexion doit porter aujourd'hui sur la pertinence des outils utilisés et leur limite quant aux objectifs poursuivis. Aussi, dans cette démarche, nous vous serions extrêmement reconnaissants de prendre un peu de votre temps au cours d'une réunion de travail pour répondre de façon collective et non individuelle au questionnaire anonyme et de nous le réexpédier dans l'enveloppe affranchie ci-jointe.

Par avance nous vous remercions de votre collaboration , nous nous engageons à respecter une totale confidentialité des réponses et à vous faire part de nos résultats à l'issue de notre recherche.

Nous vous prions d'agréer, Madame, Monsieur, l'expression de nos salutations confraternelles

Dr MOIZAN Hervé Responsable de l'enquête
Odontologiste des Hôpitaux- CHR Metz
1 place P. de Vigneulles
BP 81065
57038 Metz cedex 01

Annexe 7

Questionnaires destinés aux CCPPRBs-CEHs	N° :

1-Est-il possible pour un individu malade en cours de traitement (radiothérapie, chimiothérapie, chirurgie) ou en phase aiguë de sa maladie cancéreuse de donner une version objective de sa qualité de vie ?

Oui   Non

2-Trouvez vous éthique de soumettre un malade cancéreux à des questionnaires d'évaluation de la qualité de vie (QDV) dans le cadre d'une activité clinique et non de recherche ?

Oui   Non

3-Le concept de vie étant très subjectif et individuel, pensez vous qu'il est mesuré au travers de questionnaires standards tels EORTC QLQ-H&N 35 ou FACT H&N (modèles en annexes) ou autrement dit ces outils sont-ils pertinents ?

Oui   Non

4-Pensez vous que certaines questions peuvent être intrusives pour un malade cancéreux comme celles relatives à la sexualité ou encore celles ayant trait à la vie sociale ?

Oui   Non

5-Selon vous y-a t-il un paradoxe à mesurer ou normer des éléments qualitatifs ?

Oui   Non

6-Est ce le rôle des praticiens de santé de se mêler de qualité de vie ?

Oui   Non

7-Selon vous le malade peut-il retirer un bénéfice quelconque d'un tel questionnaire en médecine clinique ?

        Oui   Non

8-Ces questionnaires de QDV vous apparaissent-ils comme des outils plutôt au service des professionnels de santé (épidémiologistes, économistes de santé, statisticiens,…)   ou au service du malade   ?

9- Respect des grands principes éthiques Nord Américain
Principe de bienfaisance: Devant une situation de souffrance, de vulnérabilité, de dépendance le principe moral de bienfaisance semble s'imposer avec une grande force. Ce principe de protection du malade affaibli vous semble t-il respecté lorsque le patient est soumis à des tels questionnaires en médecine clinique?

        Oui   Non

Principe d'autonomie : Le malade est-il libre de ne pas remplir le questionnaire qui lui est proposé au cours d'une hospitalisation. Dans le cas d'un refus du patient est-ce assimilé à un acte de non soin ? Les relations avec son praticien seront-elles altérées ou différentes ?

10-Ces outils présent-ils des limites selon vous ?

        Oui   **Non**

  Si oui lesquels ?

11-Un questionnaire de QDV peut-il avoir plus, moins ou autant de valeur qu'un autre examen complémentaire pour un professionnel de santé (bilan biologique, radiographie, exploration fonctionnelle,...) ?

        plus   **moins**   **autant**

                                            Merci de votre collaboration

Annexe 8

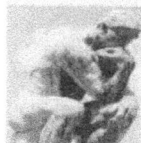

UNIVERSITE PARIS René DESCARTES - PARIS V
Faculté de Médecine Necker – Enfants Malades
**Laboratoire d'Éthique Médicale, de droit de la santé
et de santé publique**
Directeur : Pr. Christian HERVE

1er Prix de la Culture scientifique et technique décerné par la direction de la recherche
à l'Académie des Sciences le 27 octobre 1999

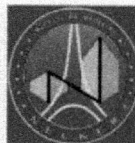

Paris le 10 juin 2003,

Madame, Monsieur,

De plus en plus dans diverses spécialités médicales, il est évalué la qualité de vie du patient depuis le début de sa maladie et ce en relation avec les différents traitements proposés. Pour se faire il est donné au malade un questionnaire général ou spécifique (modèles ci-joints) qui explore les différents aspects de la qualité de vie : bien être physique, bien être psychique, bien être familial et social, inquiétudes et angoisses diverses par rapport à la maladie et ses traitements.
Notre étude a pour but d'évaluer les aspects éthiques de l'utilisation de ces questionnaires en médecine clinique (évaluation réelle de votre qualité de vie, questions adaptées ou non à votre maladie, questions trop privées, ou blessantes ,…).
Par avance nous vous remercions de votre participation. Nous nous engageons à respecter une totale confidentialité des réponses et à vous faire part de nos résultats si vous le souhaitez à l'issue de notre recherche.

Dr MOIZAN Hervé Responsable de l'enquête
Odontologiste des Hôpitaux- CHR Metz
Service d'Odontologie (tél. 03 87 55 36 42)

145

Annexe 9

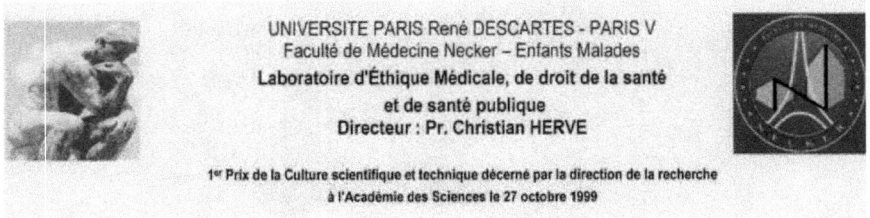

Paris le 5 décembre 2003,

Mesdames, Messieurs les membres du C.C.P.P.R.B
Région LORRAINE
29 avenue du Maréchal de Lattre de Tassigny
54035   NANCY

Le laboratoire d'Ethique Médicale et de Santé Publique de la Faculté de Médecine Necker-Enfants Malades, Paris V (Directeur Pr C.HERVE) réalise une enquête nationale sur l'utilisation des questionnaires de qualité de vie dans le domaine de la cancérologie clinique des voies aéro-digestives supérieures. La qualité de vie est un concept ambigu, complexe à définir car multifactoriel. La grande variété de travaux se réclamant du vocable de « qualité de vie » est impressionnante : la qualité de vie est devenue plus qu' un concept à la mode, un enjeu de taille.

L'objet de notre étude est d'évaluer la problématique éthique émergeant lors de l'utilisation de ces questionnaires, non plus dans le contexte de protocoles de recherche mais dans le cadre d'un exercice clinique en cancérologie. En médecine clinique la tendance actuelle est l' utilisation de questionnaires d'évaluation de qualité de vie (QDV) dits généraux ou spécifiques qui explorent les divers aspects du concept, liés à la pathologie de l'organe, aux thérapeutiques, ou à d'autres domaines comme la sexualité, la spiritualité, le coping (faire-face)...

La véritable réflexion doit aujourd'hui porter sur la pertinence des outils utilisés et leurs limites quant aux objectifs poursuivis. Aussi, dans cette démarche souhaitons-nous interroger une cohorte de 30 à 50 patients ayant bénéficié d'un traitement (chirurgie, chimiothérapie, radiothérapie) dans le cadre de la prise en charge d'une tumeur maligne des voies aéro-digestives supérieures. Il va sans dire que cette recherche est totalement confidentielle, anonyme, et se déroule de la façon suivante : un entretien de 15 minutes expose au patient le but et les modalités de l'étude. Dans l'hypothèse du consentement du patient, en préambule il lui est exposé deux types de questionnaires spécifiques de pathologies cancéreuses des voies aéro-digestives supérieures validés en langue française (le FACT H&N version 4 et le QLQ-H&N 35 de l' EORTC) . Dans un deuxième temps, il lui est proposé de répondre à un questionnaire de 9 questions (8 questions fermées et 1 question ouverte) dont le modèle est ci-joint. Le questionnaire est rempli par le patient en présence du responsable de l'enquête. A l'issue de l'interrogatoire, un débriefing par le psychologue hospitalier est proposé si le patient le souhaite. Une telle étude dans ce domaine a pour objet d'évaluer la pertinence, l'acceptabilité des outils utilisés, les phénomènes d'intrusion (questions qui heurtent le malade, ...) et le respect des grands principes éthiques (autonomie, bienfaisance,...).

Notre projet de recherche nous conduisant à rencontrer et interroger des malades pour lesquels le vécu de la maladie et des traitements entraîne souvent des angoisses par rapport à l'avenir, il nous semble important de demander l'avis éclairé d'un CCPPRB avant d'entreprendre cette étude.

Merci de nous rendre compte de votre avis concernant cette recherche dans ce domaine de la cancérologie pour une étude de type cognitivo- psychologique.

Docteur MOIZAN Hervé
Responsable de l'étude
Service d'Odontologie
CHR Metz Hôpital ND de Bon Secours
Place P de Vigneulles
BP 81065
57038 Metz cedex

Problématique éthique posée par l'utilisation des questionnaires de qualité de vie en cancérologie des voies aéro-digestives supérieures

Investigateurs :

Dr MOIZAN Hervé	Pr SCHRAUB Simon	Pr HERVE Christian
Odontologiste des hôpitaux	Directeur Institut P. STRAUSS	Directeur L.E.M
CHR Metz	CRLCC Strasbourg	Paris

Durée probable de l'étude 6 mois
Inclusion de 30 à 50 patients
Sans bénéfice individuel pour le patient
Responsable : Dr MOIZAN Hervé (03 87 55 36 42)
        Mél : herve.MOIZAN @wanadoo.fr

Annexe 10

Questionnaire destiné au malade :	N° :

1- Accepteriez-vous de remplir de tels questionnaires dans le cadre de votre séjour hospitalier afin que l'on évalue votre qualité de vie ?

OUI   NON

2- Dans l'hypothèse ou vous refuseriez d'y répondre pensez vous que la relation avec votre médecin pourrait être altérée ou modifiée ?

OUI   NON

3- Pensez-vous pouvoir profiter d'un bénéfice en terme de qualité de votre vie après avoir répondu à de tels questionnaires ?

OUI   NON

4- Quelle personne est selon vous la plus à même de juger ou d'évaluer chez vous votre qualité de vie depuis votre maladie ? (cochez la réponse adéquate)

O votre médecin

O vous même

O votre infirmière

O le psychologue ou psychiatre

O vos proches (conjoint, parents)

O autre : merci de préciser :

5- S'est-on réellement préoccupé de votre qualité de vie depuis votre maladie et son traitement ?

OUI   NON

6- Pensez vous que des questions relatives à votre sexualité sont embarrassantes dans le cadre d'une étude de la qualité de vie ?

OUI   NON

7- Pensez vous que les questions relatives à votre bien être social sont inadéquates, inadaptées du fait de votre maladie (difficultés à parler, à manger, à s'exprimer, mutilations physiques) ?

OUI   NON

8- Pensez vous que ces questionnaires évaluent réellement ce que vous vous pensez être une bonne qualité de vie ?

OUI   NON

9- Pouvez - vous à l'aide de quelques mots ou phrases nous dire ce qu'est pour vous la bonne qualité de vie ?

Merci beaucoup de collaboration

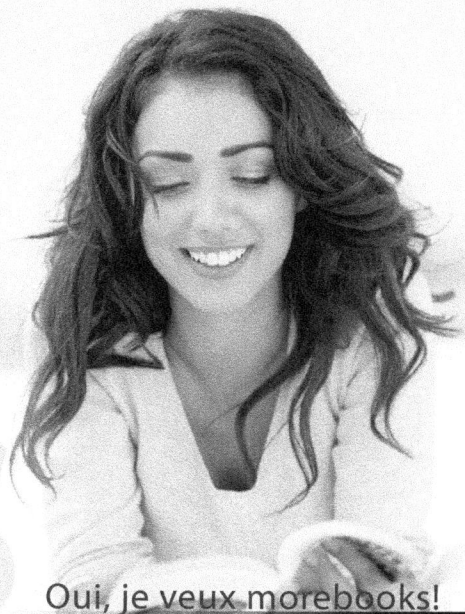

www.ingramcontent.com/pod-product-compliance
Lightning Source LLC
Chambersburg PA
CBHW021101210326
41598CB00016B/1285